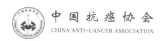

中国抗癌协会
CHINA ANTI-CANCER ASSOCIATION

微创诊疗

中国肿瘤整合诊治技术指南（CACA）

CACA TECHNICAL GUIDELINES FOR HOLISTIC INTEGRATIVE MANAGEMENT OF CANCER

2023

丛书主编：樊代明

主　编：肖越勇　黎海亮　翟　博　范卫君

U0244941

天津出版传媒集团

天津科学技术出版社

图书在版编目(CIP)数据

微创诊疗 / 肖越勇等主编. -- 天津：天津科学技术出版社，2023.6

("中国肿瘤整合诊治技术指南(CACA)"丛书 / 樊代明主编)

ISBN 978-7-5742-0913-8

Ⅰ.①微… Ⅱ.①肖… Ⅲ.①肿瘤—显微外科手术 Ⅳ.①R730.56

中国国家版本馆 CIP 数据核字(2023)第 040012 号

微创诊疗

WEICHUANG ZHENLIAO

策划编辑：方　艳

责任编辑：张建锋

责任印制：兰　毅

出　　版：天津出版传媒集团
　　　　　天津科学技术出版社

地　　址：天津市西康路35号

邮　　编：300051

电　　话：(022)23332390

网　　址：www.tjkjcbs.com.cn

发　　行：新华书店经销

印　　刷：天津中图印刷科技有限公司

开本 787×1092　1/32　印张 10.5　字数 160 000

2023年6月第1版第1次印刷

定价：122.00元

编委会

陆建　吕宁　马洁　马亦龙　孟亮亮　倪才方
牛刚　牛洪欣　牛立志　齐翰　尚鸣异　邵国良
邵海波　史瑶平　司同国　孙军辉　孙维荣　单鹄声
唐喆　田锦林　王华明　王徽　王健　王俊杰
王理伟　王若雨　王武杰　王晓东　王洵　魏颖恬
吴泽宇　向华　谢晓燕　邢文阁　熊斌　熊壮
许林锋　严望军　杨继金　杨坡　杨树法　杨武威
杨正强　于海鹏　于杰　于世平　余国政　余建军
张宏涛　张开贤　张立成　张啸波　张欣　张彦舫
张跃伟　张忠亮　章建全　赵明　赵明　周泽健
周志刚　周祖邦　朱光宇　朱康顺　朱晓黎　朱旭
庄一平　邹常咏

编写秘书

张肖　胡鸿涛　陈志瑾

目录 Contents

第四章　冷冻消融

第一章

穿刺活检

一、概述

影像学对肿瘤的筛查和病灶显示已非常清楚，但仍无法满足临床治疗的重大需求，即病理学诊断。穿刺活检是对恶性肿瘤的病理学诊断、组织学分型、基因分析、肿瘤分期和确定肿瘤治疗方案的最重要技术手段。尤其对无法外科手术切除的肿瘤，穿刺活检是获得病理学诊断的最有效手段。影像学引导的经皮穿刺活检技术应用越来越广泛，但仍然存在风险，某些活检风险甚至高于外科手术。不同学科在各自领域制定过穿刺活检术的专家共识和/或指南，但整体看目前尚无完善的针对各部位影像学引导下经皮穿刺活检技术的指南。

（一）穿刺活检的历史沿革

经皮穿刺活检术在医学上是一项历史悠久的获取组织标本进行病理诊断的方法。1883年Leyden对一例肺炎患者进行了诊断性穿刺活检，开启了经皮穿刺活检术的先河。受当时条件所限，其采用的是盲穿活检，准确率低、并发症多。随着影像设备与技术的发展进步、穿刺器械的不断改进，相继出现X线透视下引导穿刺活检、剖腹探查直视下穿刺活检、选择性血管造影引导穿刺活检、超声引导经皮穿刺活检和逆行胰胆管造影引导穿刺活检及 CT 或 MRI 引导下穿刺活检等多种活检方式。1976 年 Haage 首次报道 CT 引导下经皮穿刺肺活检术；1985 年张雪哲首次在国内报道 CT 引导下经皮穿刺活检的临床应用；1986 年 Muller 等介绍了 MRI 引导经皮肝脏肿瘤的穿刺活检。

随着国内外各种医学影像引导活检技术的发展和推广，目前经皮穿刺活检术几乎可从人体全身任何部位进行组织标本取材。近年来，组织病理学和分子病理诊断成为选择肿瘤治疗措施的基本条件，经皮穿刺活检术不仅在疾病诊断具有重要临床价值，而且在治疗方案选择、疗效评价等方面也具重要意义。

（二）穿刺活检的基本原理

经皮穿刺活检术是在影像学引导下对人体内部病灶穿刺获取组织学标本用于病理学诊断的常用技术。操作成功的关键在于影像引导、活检器械的选择和术者的操作经验。影像引导方式常用超声、CT、MRI 等，主要根据病灶所在脏器、部位、大小、辨识度、与周围重要解剖结构的关系等选择不同影像设备引导。活检器械（针）依据类型及取材原理可分为两大类：细针抽吸活检（fine-needle aspiration biopsy，FNA）和切割针活检

（core needle biopsy，CNB）。多种导航技术和穿刺机器人也不断涌现用于临床辅助穿刺操作。

（三）影像引导方式

（1）超声引导：主要用于引导质地较均匀实质性脏器的穿刺活检，利用频率为2~6 MHz的凸阵探头，对微小结节宜选较高频率（如10 MHz以上）探头，依靠超声波辐射到生物体内，经高频、视频信号放大后的回波数据在生物体内反射出不同波形，在显示器或记录仪上呈现可见的人体超声信息图像，显示人体器官病变及具体位置。引导设备同时拥有超声造影功能和穿刺引导功能，配备与穿刺探头相吻合的穿刺支架和探头套，可实时、简便、无辐射完成穿刺活检。

（2）CT引导：广泛用于引导全身各脏器的穿刺活检，CT具很高空间分辨率和密度分辨率，可清晰显示病灶大小、形态、位置，以及病灶与周围组织和血管的关系，特别对含气肺部及骨骼病灶显示清晰，有助于设计安全的穿刺路径，减少并发症发生，已成为活检优先选择和最常用引导方式。

CT引导方式主要有两种模式：①常规CT引导：根据术前计划，分步分次间断扫描与进针，术者往返于操作间和扫描间根据穿刺针位置状态进行调针与进针，再行扫描验证直至达到理想或合理穿刺位置后进行取材。该模式需要反复间断扫描验证穿刺针行进位置，耗时长，穿刺进针中不能实时观察到针尖的位置和人体内部变化，优点是术者不接触电离辐射。②CT 透视引导（CT fluoroscopy，CTF）：术者位于操作间手持穿刺针，通过 CT 透视显示屏实时显示穿刺针在人体内部进针达穿刺靶点进行活检，优点是穿刺准确、快捷、可以实时观察活检针穿刺人体内部的变化，避免误伤到重要结构的风险，缺点是术者接受较大剂量辐射。

（3）MRI 引导：MRI 具较高组织分辨率和多平面成像能力，无辐射，可快速采集图像，高场强磁共振可进行 MR 透视引导穿刺，术中需配备磁兼容相关耗材及设备，成本相对较高，一般用于超声和 CT 对病变显示或引导困难的病例。

（4）PET-CT 引导：利用 PET 功能显像和 CT 定位发现异常代谢病灶，包括肿瘤原发灶、最高分期转移灶、高代谢非坏死病灶、残余病灶、耐药后进展病灶、多重癌等，在 PET-CT 机的 CT 功能下或 CT 机引导下经皮穿刺获取样本。

其他影像引导方式有传统的X线透视引导、C形臂锥束引导等，但因分辨率低、辐射剂量高等缺点，临床上已渐少用。

（四）穿刺活检针及操作

（1）抽吸针：根据针的粗细可分为用于细胞学诊断的细针和组织学诊断的粗针。通过影像学引导采用21~25 G细针经体表穿刺病灶，在负压抽吸下吸取微小成分行细胞学涂片诊断，或应用16~18 G粗针负压抽吸出条索状组织，用于组织学诊断。该法简便、安全、快速、创伤小、临床应用广泛，缺点是取样量较少，仅能观察病变细胞形态特征，无法观察组织结构，对肿瘤分型和分类不够准确。

（2）切割针：按切割方式分半自动和全自动活检针，按取材方式和取材量又分半槽切割针和全槽切割针，切割针是通过机械快速弹射切割组织，能避免组织变形移位，取材饱满，获得完整组织结构用于各种病理学诊断，临床使用最为广泛。临床常用活检针有进口和国产多种品牌的全自动和半自动活检针。

（3）同轴活检技术：同轴套管针由针套和针芯组成，活检时首先将套管针经皮穿刺插入目标病灶后拔出针芯，原位保留套管针建立体外与病灶的活检通道，选取半自动或全自动切割式活检针经套管直达病灶取材，通过套管可反复取材，不需要多次反复穿刺经过进针路径上的正常组织，减少创伤，缩短了手术时间，又有利于针道封堵。

二、胸部穿刺活检

（一）适应证

（1）肺内及纵隔孤立或多发结节、肿块、肺实变等需明确病理性质者。

（2）支气管镜、痰细胞学检查、痰培养无法明确诊断的肺内病灶。

（3）怀疑恶性的磨玻璃病变。

（4）已知恶性病变但需明确组织类型或分子病理类型（再程活检）。

（5）疾病进展或复发后局部组织学或分子病理类型再评估（再程活检）。

（6）经支气管镜检活检失败或阴性的肺门肿块。

（7）纵隔肿大淋巴结或肿块。

（二）禁忌证

1.绝对禁忌证

（1）不可纠正的凝血功能障碍。

（2）严重心肺功能障碍。

2.相对禁忌证

（1）严重肺动脉高压。

（2）解剖学或功能上的孤立肺。

（3）穿刺路径上有明显感染性病变。

（4）肺大疱、慢性阻塞性肺疾病、肺气肿、肺纤维化。

（5）机械通气（呼吸机）者，或儿童全麻下活检需麻醉医生配合。

（6）影像学上考虑肺包虫病，有可能增加过敏风险。

（三）操作技术流程

1.术前准备

（1）化验检查：术前3 d内血生化、凝血功能、血栓弹力图，血型及血清学检查、肿瘤标志物、心电图检查，COPD患者需肺功能检查。

（2）影像检查：术前1周内胸部增强CT扫描，碘造影剂过敏者及中心型肺癌合并阻塞性肺不张者可行胸部增强MRI检查；PET-CT有助于选择活检病灶。

（3）药物管理：术前常规停服抗凝或抗血小板药物，如：华法令、阿司匹林、氯吡格雷等1周，部分患者需由短效抗凝药物进行桥接。对抗血管生成肿瘤治疗药物，如：安罗替尼、贝伐珠单抗等，需活检术前遵医嘱停药。对患者存在影响手术配合度或安全性的不适症状，应在术前给予对症治疗直至评估可耐受配合手术顺利进行。如有不可抑制的咳嗽，可予镇咳处理后再行手术。

（4）术前告知：充分告知患方穿刺活检手术必要性、操作流程及患者获益，重点交代手术相关风险和替代方案，回复患方问题，并取得理解和签署知情同意书。

（5）药品及设备：准备术中用药（麻醉药物、镇咳药、抢救药物等），确认相关设备（引导设备、活检配套器械、麻醉机、心电监护仪、除颤仪等）正常运转。

2.术中操作

（1）体位摆放：按照进针路径进行体位摆放，兼顾患者生命体征管理、患者舒适性、术者操作便捷性及安全性，可采取辅助装置给予体位固定。

（2）路径设计：根据术中影像扫描进行穿刺路径设计及定位，兼顾避开重要结构和最短距离，保证手术安全性。

（3）麻醉镇痛：局部皮肤消毒铺无菌单，采用1%利多卡因或0.2%罗哌卡因穿刺点皮下局部浸润麻醉，麻醉深部接近或抵达胸膜可以有效避免术中胸膜反应，但需要精准测量进针深度避免发生气胸。对于儿童、术中不能配合、预计手术时间长的患者，可采取区域神经阻滞或全麻进行镇痛管理。

（4）影像学引导与监测方式

a.CT：为胸部穿刺活检最佳影像引导手段，CT扫描不受肺内气体和胸廓骨骼影响，具较高密度分辨率和空间分辨率，并可通过增强扫描、窗宽及窗位调节清晰显示病灶及其周围各种正常组织，有助于提高活检的安全性和阳性率；

b.超声：可实时显像且能识别血管，穿刺中可有效避开血管和邻近重要脏器，但肺内气体和胸廓骨骼会影响超声成像，因此超声引导更适合临近或紧贴胸壁的病灶及胸腔积液的穿刺取材。

c.其他引导方式有：X线透视、MR、PET-CT等。

3.穿刺方法

（1）徒手操作：最简单常用和可靠方法，穿刺针经皮逐步分次穿刺进针达病灶，通过间断CT调整进针方向和深度，每次进针深度不可过大，避免损伤重要结构。

（2）辅助装置：使用模板、角度仪、支架等穿刺辅助装置引导。

（3）导航或CT透视引导：采用虚拟导航操作使进针方向感明确，方便了进针过程，但因非实时影像引导需注意导航误差；CT透视为实时穿刺引导技术，准确、快捷、安全可靠，适合关键部位穿刺活检，但辐射相对增加。

（4）同轴技术：为目前普遍采用的穿刺方法，一次穿刺可多次活检取材，创伤较小、提高小病灶和较深部位病灶的准确率。同轴针的应用有利于穿刺针道的封堵，降低出血、气胸及针道种植转移的风险。

4.术后恢复

活检术后1 d内注意休息、避免运动，尽可能减少任何增加胸腔压力的活动如咳嗽、说话、用力大便等。对不能配合的患者应加强监护。建议术后24 h内进行胸片检查，病情变化者可进行胸部CT检查。

5.并发症处理

术中影像学监测会及时观察有无并发症发生，如出现紧急或严重并发症，应暂停操作，及时处理。对延迟性并发症，可在整体手术结束后进行处理。

（1）气胸：为最常见并发症，文献报道气胸发生率为2.4%~60%（平均约20%），5%~18%气胸需胸腔置管引流。少量气胸、无症状和稳定性气胸无需特殊治疗。气胸超过30%或气胸范围持续增大或患者出现呼吸困难及缺氧的临床症状，应及时置管抽吸或行胸腔闭式引流。

（2）出血：出血发生率5%~16.9%，咯血发生率为1.25%~7%。常具自限性，少量咯血、肺实质内出血、针道出血以及少量血胸等不需特殊处理，可自行吸收。咯血量大时，建议患者改变体位于穿刺侧朝下，保持气道通畅，防止血被吸入健侧支气管，患者血氧降低时给予气管双腔管插管，保证健侧肺通气，同时使用止血药物止血。胸腔出血量大时则推荐胸腔置管引流和输血治疗。

（3）胸膜反应：胸膜腔穿刺过程中刺激损伤胸膜导致患者出现连续咳嗽、头晕、胸闷、面色苍白、大汗，甚至晕厥等一系列表现，与迷走神经反射有关。症状轻微者可自行缓解，无需处理；严重者可出现大汗、血压下降，甚至休克、晕厥，应立即停止操作，给予阿托品、肾上腺素或葡萄糖溶液治疗，同时予以氧气吸入并注意保暖，监测生命体征，注意预防休克。

（4）空气栓塞：空气栓塞分为静脉系统空气栓塞和动脉系统空气栓塞，发生率为0.02%~1.80%。其中静脉系统空气栓塞多无明显症状，而动脉系统空气栓塞则为肺穿刺活检最严重的并发症，可引起休克、心脏骤停、脑梗死导致癫痫发作或偏瘫等严重后果。虽然罕见，但因其致命性后果应当引起术者足够重视。穿刺过程中CT扫描发现血管或心腔内有气体，应立即拔出穿刺针，患者保持静卧避免移动和直立体位，心腔和大血管内气体随时间会逐渐溶解、消失。期间密切监测生命体征，积极给予面罩吸氧及其他抢救措施。

（5）其他少见、罕见并发症：针道种植转移非常罕见，报道发生率仅为0.012%~0.061%，同轴技术可减少针道种植转移。其他罕见并发症包括：心包填塞、肋间动脉损伤、假性动脉瘤、房颤、胸部感染、血管迷走神经反应和胸膜转移等。

三、肝脏穿刺活检

（一）适应证

（1）肝脏良恶性肿瘤的定性诊断。

（2）肝脏局灶性或弥漫性结节的鉴别诊断。

（3）影像学检查无法明确诊断者。

（4）肝移植后可疑发生排异反应者。

（二）禁忌证

（1）严重血小板减少和/或凝血功能障碍。

（2）无合适穿刺路径者。

（3）凝血功能障碍（INR大于等于1.5）。

（4）大量腹水。

（5）妊娠。

（6）包虫病等。

（三）技术方法及操作流程

1. 术前准备

停服抗凝和含有活血成分的药物，对血栓风险者进行短效抗凝药物桥接。实验室检查包括血常规、凝血功能、血型及血清学检查、心电图检查。影像学检查包括上腹部超声、CT、MRI等。

2. 术前治疗

慢性肝病肝硬化合并肝癌患者常见血小板减少，肝穿活检术前安全的最低血小板数量为 50×10^9/L。对术前血小板计数不达此标准，同时经颈静脉穿刺活检不可行者，术前输注血小板或使用血小板生成素受体激动剂以满足最低安全值。

3.知情同意

在肝穿活检术前，患者应获知情同意。知情同意书内应提供有关风险、获益和替代医疗方案信息。对缺乏知情同意能力、无法做出决定者，需指定授权委托书，如确实无法指定授权委托书者，在医生认为符合患者利益情况下，根据相关卫生法规，方可进行肝穿活检，但医生决定的依据应清楚记录在病程记录中。

（四）肝穿活检引导设备及器材

（1）肝穿活检的影像引导设备包括超声、CT和MRI等。引导设备应根据病灶位置、大小、可视度、与邻近结构的关系、操作者技术水平等进行选择。

（2）穿刺针类型：常用的穿刺活检针包括抽吸针、半自动和全自动切割针。

（五）操作技术流程

（1）体位摆放：原则上根据病灶在肝脏内部位置和进针路径来确定，可行仰卧位和侧卧位，甚至倾斜和俯卧体位。

（2）引导方法：超声引导通过术中实时监测直接穿

刺活检；CT引导需常规上腹部CT扫描，对于邻近血管或肝门部病灶需要增强扫描，层厚≤5 mm，确定病灶所在层面；磁共振引导需要采用磁兼容的穿刺活检器材。

（3）穿刺路径设计：根据图像中病灶所在的位置选择最佳层面，设计最合适的穿刺路径，测量穿刺的角度和深度。设计穿刺路径时应避开神经、血管及邻近重要结构，同时穿刺路径需经过一段正常肝组织。

（4）操作方法：局部穿刺点皮肤消毒、铺巾，1%利多卡因逐层浸润麻醉深至肝包膜。选取合适同轴穿刺针，按照预先设计角度及深度穿刺达病灶；CT或MRI引导可间断扫描并依据扫描图像调整进针角度及深度，直至穿刺针尖到达目标位置。拔出同轴针芯，将活检枪经过同轴针套管穿刺肿瘤组织，再次影像学检查确认切割槽位置后进行活检。通过抽吸/切割/活检枪取材，影像学监测有无出血等。确认无并发症后拔出穿刺针，穿刺点消毒，使用无菌纱布覆盖或贴上敷贴。

（六）常见并发症及处理

（1）疼痛。是肝穿活检最常见的并发症，高达84%患者术后出现疼痛，一般无需处理或对症处理即可。部分患者出现中至重度疼痛，需排除出血导致血肿或胆道、胆囊损伤等并发症。

（2）出血。是肝穿活检最重要并发症，严重会腹腔内出血。严重出血一般是穿刺损伤肝动脉分支引起，活动性出血需输血和抗休克治疗，并积极行介入栓塞止血。轻微出血发生概率约 1/500，可引起疼痛或血压降低或心动过速，但不需输血或干预。严重出血通常在 2~4 h 内，临床表现明显。延迟出血可发生在活检后 1 周内。

（3）死亡。经皮肝穿活检导致死亡极少见，发生率约 ≤1/10000，肝穿活检后死亡常与出血有关。

（4）其他并发症包括气胸、血胸、邻近器官穿孔、胆汁性腹膜炎、感染（菌血症、脓肿、败血症）、胆心反射、胆道出血、神经痛及罕见并发症，如种植转移、室性心律失常等。

总之，处理出血、气胸和内脏穿孔等并发症，最关键是及时发现。当患者主诉疼痛与活检前后出现的临床症状不成比例时，当心率和/或血压趋势提示失血时，应高度怀疑潜在并发症。一旦明确为并发症，需进行对症处理。出血可用止血药物治疗并行补液，必要时输血预防休克。对有持续失血迹象患者，可行经动脉栓塞术或手术。气胸可能是自限性的可自行吸收，但症状严重时，需要胸腔闭式引流。胆囊穿孔、持续性胆漏或继发性腹膜炎等需手术干预。

四、肾脏穿刺活检

肾肿瘤95%为恶性，良性较少见。肾肿瘤包含多种亚型，如肾透明细胞癌、乳头状肾细胞癌、肾嫌色细胞癌、集合管癌及嗜酸细胞腺瘤等。不同亚型具明显异质性，其生物学特征及治疗方案不尽相同，即使同种亚型也因分级不同导致预后存在很大差异，因此经皮肾肿瘤活检有助于早期诊断，尽早明确肿瘤分型及分级，从而进行及时有效个体化治疗。

（一）适应证

（1）肾脏原发占位需要病理结果确定治疗方式者。

（2）全身多发占位需明确原发灶及肾转移瘤的患者。

（3）不能耐受手术而选择动态观察和局部消融治疗的患者。

（4）晚期肾脏肿瘤需据病理结果调整靶向、免疫等治疗方案（再程活检）。

（5）影像学提示肾淋巴瘤，包括治疗后疾病进展或复发对局部组织学或分子病理学类型再评估。

（二）禁忌证

1.绝对禁忌证

（1）不可纠正的凝血功能障碍。

（2）严重心肺功能障碍。

（3）严重精神障碍等不能合作。

2.相对禁忌证

（1）活动性肾盂肾炎、肾结核、肾盂积水或积脓，肾脓肿或肾周围脓肿。

（2）慢性肾功能衰竭。

（3）孤立肾。

（4）重度腹水。

（5）严重贫血。

（6）妊娠等。

（三）技术方法及操作流程

1.术前准备

停服抗凝药和含有活血成分的药物，对血栓风险高者行短效抗凝药物桥接。实验室检查血常规、血生化、凝血功能、血型及血清学检查。心电图检查，影像学检查包括肾脏超声、CT、MRI等。术前禁食禁水 4~6 h。

2.术前治疗

慢性肾肿瘤患者常合并贫血，穿刺活检术前安全的血红蛋白应不低于80 g/L。对术前达不到此标准者，术前输注红细胞或皮下注射使促红素以满足最低安全值。

3.知情同意

穿刺活检术前，应告知穿刺活检的必要性及相关风险，签署手术同意书。

（四）设备与器械

（1）影像引导设备主要包括超声、CT和MRI，术前影像学评估根据影像学对病灶显示情况和操作者实际情况进行选择。超声可实时引导穿刺，但有些部位显示不够清晰；CT分辨率高、视野大、无死角和盲区，但为非实时引导；MRI可任意平面成像，可以穿刺针为中心特殊角度的断层成像，可清晰显示肾门结构，分辨占位与肾盂分界及毗邻关系，但需磁兼容设备，且耗材等成本较高。

（2）穿刺针类型：常用穿刺活检针包括抽吸针、半自动和全自动切割活检针。

（五）操作流程

1.CT/MRI引导操作流程

（1）体位摆放：原则上根据病灶的位置和进针路径

来确定，兼顾患者舒适性，可使用真空垫辅助体位固定。

（2）定位：CT引导需常规肾脏CT扫描，对邻近血管或毗邻结构复杂的病灶需增强扫描。在拟定穿刺处放置定栅栏，根据扫描图像调整标记位置，确定穿刺点。MRI引导时采用注油的管状定位栅扫描来确定患者体表穿刺点。

（3）消毒麻醉：以穿刺点为中心，碘伏消毒，铺无菌洞巾，采用1%利多卡因进行逐层浸润麻醉，根据麻醉效果调整麻醉剂量。

（4）穿刺路径设计：根据图像中病灶所在位置选择最佳进针层面，设计最合适穿刺路径，并测量穿刺角度和深度，测量穿刺点与标记线间的距离。设计穿刺路径时应避开神经、血管及邻近肝、脾等重要结构，同时穿刺路径尽量少经过肾组织。

（5）穿刺活检：采用合适同轴穿刺活检套件穿刺进针，通过重复CT/MRI扫描调整进针角度或深度，直至CT/MRI扫描见穿刺针尖进入肿块或病变组织后，抽出针芯、置入活检针取材。经套管针注入明胶海绵混悬剂充填封堵针道，拔出套管针，使用无菌敷贴覆盖，再次行CT/MRI扫描查看有无出血等并发症。根据患者情况、必要时予止血、止痛对症治疗。

2.超声引导操作流程

在穿刺前进行超声检查对肾脏肿瘤大小、形态进行初步评价，通过术中实时监测确定穿刺点。穿刺点及进针路径应遵循便捷、安全、短距离原则。局部穿刺点皮肤消毒、铺巾，1%利多卡因逐层浸润麻醉。采用同轴针穿刺根据超声图像进针，实时观察超声显示屏上穿刺针的位置和进针方向。当针尖到达肾包膜时，嘱患者屏住呼吸，确定针尖在病灶内，拔出针芯经套管针置入活检枪，扣动扳机切割组织。若标本取材不满意可调整方向或深度再次穿刺取材，若标本取材满意则结束穿刺、封堵针道、拔针。术后在恢复室观察半小时，再次复查超声评估是否有肾包膜下血肿和肾周出血情况。

（六）常见并发症及处理

（1）出血。为肾穿刺最常见并发症，常表现为包膜下血肿和肾周出血，一般无临床症状，无需特殊处理，多在1~2周内吸收。严重出血多因肾或动脉撕裂造成，表现为腹痛、腰痛、穿刺部位压痛或较对侧稍膨隆，严重时血压下降、红细胞压积下降，需要输血和抗休克治疗，监测血压和血红蛋白，必要时行介入治疗做选择性肾动脉栓塞。

（2）血尿。文献报道肾穿刺后几乎所有患者都有镜下血尿，可持续数小时至2天。当肾穿刺针穿入肾盏或肾盂后，可以出现肉眼血尿，大多于1~3 d消失。患者卧床、大量饮水，应观察每次尿颜色的变化以判断血尿是逐渐加重还是减轻。当出现肉眼血尿伴血块时，应延长卧床时间，同时静脉输注止血药。对肾功能不全者应避免过度饮水造成心衰，同时注意排尿情况。

（3）疼痛。术后疼痛个体差异大，主要表现为腰背部钝痛，一般无需特殊处理或给予非甾体类镇痛药止痛，多于2~5 d内消失。一小部分患者会出现中至重度疼痛，需排除出血、肾周血肿、包膜下出血等并发症的可能，应尽早进行超声或CT等影像学评估。

（4）泌尿系感染。感染发生率低，多因无菌措施不严、肾周已存在感染或伴有肾盂肾炎所致，如出现发热、剧烈腰痛、白细胞增高需用抗生素治疗。

（5）发热。伴有肾周血肿的病人，由于血肿吸收，可有中等程度发热，应按发热病人护理，并给予适当药物处理。

（6）气胸、血气胸。肾上极病灶邻近膈肌，穿刺时可能损伤胸膜腔或肺组织导致气胸或血气胸，少量气胸无需处理，中至大量气胸应穿刺抽吸或胸腔闭式引流术，伴胸腔出血时按出血并发症处理。

（7）针道种植转移。是非常罕见的并发症，采用同轴针穿刺联合针道封堵技术能减少穿刺针与周围组织的直接接触以避免针道转移发生。

五、腹膜后穿刺活检

腹膜后间隙是壁腹膜和腹横筋膜之间的解剖间隙及其解剖结构的总称，前界为壁腹膜，后界为腰大肌和腰方肌筋膜，上界为横膈，下达盆底筋膜，两侧为侧椎筋膜。腹膜后器官包括肾、肾上腺、输尿管、胰腺、十二指肠降部和水平部，同时含有腹主动脉及其分支、下腔静脉及其引流静脉、腹膜后区域淋巴结等结构。此区域病变穿刺活检难度常较大：①多数腹膜后器官及穿刺路径区域血供丰富；②深部结构易受主动脉、脊柱等结构遮挡；③部分消化道器官如十二指肠、胰腺等易受损伤；④膈顶区域易受呼吸动度影响。

（一）适应证

（1）腹膜后器官肿瘤及非肿瘤病变定性诊断。

（2）腹膜后间隙肿大淋巴结及占位性病变定性诊断。

（3）腹膜后肠管外生性病变定性诊断。

（二）禁忌证

（1）严重血小板减少和/或凝血功能障碍。

（2）没有合适穿刺路径者。

（3）病灶包绕血管无法避免穿刺到血管。

（4）严重心、肝、肾功能障碍。

（5）精神障碍无法自主配合者。

（三）术前准备

参见胸部、肝脏和肾脏穿刺活检。

（四）操作流程

1.影像引导方式与器械

超声为实时引导对于位置较表浅的肿瘤，如肾脏外侧肿瘤等，可在超声引导下进行引导穿刺活检，对于位置较深毗邻邻近肠管等空腔脏器，受气体、骨骼等结构的影响超声显示不清晰的病灶，CT引导更方便；CT分辨率高、视野大、对腹膜后组织结构显示清晰，适合腹膜后病灶穿刺活检；MR引导活检图像清晰，需要磁兼容的设备与器材。活检器材可采用半自动或全自动切割活检系统。根据病灶的大小可选择的穿刺针型号一般为

16~20 G，可以分为侧向半槽取材同轴活检针（Side-cut Core Needle）及末端全槽取材同轴活检针（End-cut Core Needle），在毗邻重要脏器或血管结构的病变穿刺中，采用半自动侧槽活检穿刺针较为安全，可准确观察穿刺取材部位，避免因取材切割造成并发症。

2. 穿刺体位的选择

腹膜后肿瘤穿刺活检中，常据患者舒适度、肿瘤具体位置、毗邻关系选择穿刺体位。①侧卧位：为腹膜后肿瘤穿刺中使用最多的体位，适用于脊柱旁、腹主动脉旁、肾门区域、肾上腺区域肿瘤及腹膜后区域淋巴结的穿刺活检；②俯卧位：通常用于无法配合侧卧位的患者，适用于脊柱旁、肾后部、腹主动脉旁肿瘤及腹膜后区域淋巴结的穿刺活检；③仰卧位：适用于靠近于腹侧部位病变，如胰腺、十二指肠、肾前外侧部等肿瘤的穿刺。

3. 路径选择与穿刺技巧

（1）穿刺路径的选择：穿刺路径的选择建立在术前增强影像的仔细阅读基础上，以较短的距离抵达病变、避免重要组织结构的损伤为原则，根据病灶的具体位置及毗邻关系进行选择，俯卧或侧卧位经腰大肌穿刺路径、仰卧位经肝胃间隙穿刺路径、脾肾间隙路径等。

（2）术中操作及穿刺技巧：以CT引导穿刺为例常需术中增强扫描显示腹膜后动、静脉及其分支以及输尿管等结构；术中进针一般在影像引导下采用步进式穿刺，避免损伤重要结构；对穿刺路径上有脊柱等结构遮挡的病变，可巧妙运用重力等作用，必要时可辅以人工气腹或注水等技术避开重要脏器；穿刺路径上邻近重要结构较近时，使用钝头针芯缓慢进针以通过钝性分离组织抵达病灶。替换穿刺针针芯进行活检取材，将穿刺组织进行固定，核对患者及病灶基本信息无误后送检；对同轴针进行封堵拔出穿刺针。

（3）术后监测：术后再次影像监测，观察有无出血、脏器损伤等并发症，患者在留观区观察半小时。

（五）并发症及其处理

腹膜后穿刺活检并发症包括：出血、迷走神经反射、气胸、气栓、疼痛、感染等，其中以出血、迷走神经反射最为常见。

（1）出血：无论是通过后路还是前路穿刺，任何穿刺路径上引起的机械性血管损伤都会导致出血，包括穿刺路径上经过的腹壁、腹膜后或腹腔血管、肝包膜、肠系膜血管、腰背部肌肉及病变本身等结构。处理原则：①深部穿刺区域的局部止血，通过同轴穿刺套管针将明胶海绵颗粒混合血凝酶药物进行局部注射，达到局部止血目的；②浅表区域止血。以压迫止血法进行局部止血；③如果出血量较多且进行性增加，配合使用静脉止血药物，必要时行介入血管栓塞治疗。

（2）迷走神经反射：主要由于内脏神经刺激、疼痛刺激、精神因素等原因引起，表现为血压快速下降、心动过缓、头晕、面色苍白、出冷汗、皮肤发凉、胸闷气短甚至出现意识障碍。多数为一过性，很快缓解。如心率明显减低，进行阿托品肌注。如血压进行性减低，辅以升压药配合使用。

六、骨与软组织活检

（一）概述

影像学引导经皮活检和切口开放术活检是用于诊断骨与软组织肿瘤的两种主要技术。切开活检因为获取样本量大，有助于进行更多病理学研究。开放活检需要全身或区域麻醉和手术室设施，并发症发生率相对较高。随着医学进步，骨与软组织肿瘤越来越多使用影像引导下经皮穿刺活检，安全、可靠且并发症低。

（二）适应证与禁忌证

1.适应证

（1）各部位骨与软组织原发肿瘤性病变。

（2）肿瘤患者术后发现骨与软组织占位疑转移性病变者。

（3）治疗后复发病灶的再次活检。

（4）对影像学怀疑为良性侵袭性、恶性病变或难以确诊的骨与软组织肿瘤，治疗前均需活检明确诊断确定治疗方案。

2.禁忌证

活检前对病变的影像学检查不完整；肿瘤位置无法到达，缺乏安全的活检路径；存在软组织与骨骼严重感染风险；无法纠正严重出血倾向；无法配合或拒绝穿刺活检患者；伴有急性感染者建议在感染控制后再行活检。

（三）术前准备

1.患者准备

术前应详细询问病史、用药史、过敏史等，并行体检、实验室检查及影像学检查。明确病灶部位、形态、大小、与周围脏器、血管和神经的关系，选择合适活检路径和影像引导方式，以及选择合适活检器材。术前停服抗凝和抗血小板药物并复查血常规、凝血功能；对近期放置支架如冠状动脉支架者，应用短效抗凝药物桥接，避免发生血栓风险。对保肢术前的穿刺活检应与外科沟通，注意避免穿刺跨越多个解剖间室，以降低穿刺后肿瘤种植风险。活检后亚甲蓝针迹染色有助于后续手术切除。术前充分向患者及亲属或其代理人说明活检目的、方法、获益、医疗风险和替代医疗方案，并取得书面同意。

2.设备与器材准备

影像常用引导方式有：超声、CT、X线透视、C形臂锥束CT、MRI及PET-CT等影像引导方式；根据病灶大小、位置、辨识度、与周围重要解剖结构关系等进行选择。用于软组织穿刺活检针主要包括切割式半自动或全自动活检针，用于骨骼特别是含有骨质成分较高病变的活检针主要为骨钻式活检针，常用骨钻式活检针外径为8~13 G，活检针选择取决于器械可及性、病变位置、穿刺侧皮质完整性、病变均质程度、病变骨质密度情况，以及骨的破坏形式。通常溶骨性肿瘤和软组织肿瘤常选择同轴或非同轴切割针活检；成骨性、混合性或骨皮质完整的髓内病变选择骨钻针活检或骨动力系统辅助活检。如是被完整骨皮质覆盖的髓内病变，选择带有钻头的活检针系统可提供最简单和最快的通路。软组织病变活检可用含标本槽套管针进行。同轴系统是穿刺活检常用的一种方法，可通过一个固定通道进行多次活检。

（四）操作流程

1.麻醉与镇静

常规选择局麻。基础镇静可减少呼吸运动和焦虑，增加患者舒适度。尽管静脉镇静和基础麻醉不作为常规推荐，但对焦虑、配合度不佳的儿童，患有骨关节炎或退行性关节病变的老人，病灶靠近骨膜、胸壁、脊柱或预计穿刺过程较长的患者，可考虑予镇静或基础麻醉。术前镇静或基础麻醉应在CT等影像定位时，以小剂量递增、静脉给予，避免镇静过度，注意保持患者足够清醒，能配合穿刺手术完成相关指令。

2.椎体及骶骨活检的入路选择

脊柱不同部位病变的穿刺活检操作有所不同。椎体肿物通常在CT或"C"形臂引导下自椎弓根进入病灶取材，以减少出血及对周围正常组织的损伤。颈椎穿刺路径包括外侧入路、后外侧入路、后侧入路、经口入路、上颌骨旁入路。胸腰椎穿刺路径以俯卧位操作为主，可经椎弓根、侧入路。需根据椎体节段水平，病灶属于间室内型、间室外型或附件区域。脊柱后突、侧突的严重程度以及患者肥胖情况都是选择入路的决定因素之一，侧方入路需考虑肋动脉、腰动脉走行。骶骨穿刺路常取后入路，偶尔可采取前入路。

3.穿刺路径的选择

术前根据CT或其他影像设备先行定位扫描，在避开骨骼、血管、神经等重要解剖结构前提下，选择最短穿刺路径。穿刺时，穿刺孔及针道位于手术范围内，便于日后手术治疗时能将穿刺污染区完整切除。

4.活检取材

穿刺针道尽可能与肢体长轴平行，参考CT、MRI图像，在血运丰富肿物周边区域取材，避免囊变坏死部位，取材时也应避免骨膜反应区，应在突破肿物包膜或假包膜后在肿物内部不同方向取材。取材结束后，轻压取材部位数分钟止血以减少污染范围，特别要避免损伤重要的血管神经束。

5.常见部位活检操作注意事项

（1）上臂：位于上段时采取上臂外旋体位，避开头静脉、肱二头肌长腱、桡神经、腋神经血管束走行区，三角肌胸肌间沟；位于中段时上臂内旋，避开头静脉、桡神经、桡侧动脉；位于远段时前外侧入路或内外上髁入路，避开桡神经和桡侧返动脉。

（2）前臂：同样避开桡神经、正中神经、桡动脉等结构。

（3）骨盆与下肢：股骨头、股骨颈的病变宜从外侧入路，穿刺针朝向头侧、内侧经股骨颈穿刺，避开损伤神经血管、大转子滑囊。位于小腿病变应避开胫骨结节、腓骨长短肌腱、胫前后血管束和腓神经血管束。

（4）四肢穿刺的注意事项：①注意病变的间室起源和病变是否蔓延至其他间室。②关注神经血管束位置。③需要注重功能解剖学。

（五）并发症及处理

骨与软组织病变经皮穿刺活检并发症发生率常不超过5%，严重者不到1%，死亡率不超过0.05%。常见并发症为出血、血肿、疼痛等，感染、神经损伤、骨折、针尖断裂、周围器官损伤、针道种植转移等很少见。出血一般仅需压迫止血。如出现穿刺点或针道发生感染，需行规范抗生素治疗。对椎旁因穿刺导致椎体动脉、椎旁静脉、奇静脉等损伤可致椎旁血肿，大多数椎旁血肿无需处理。椎旁入路最容易导致椎旁血肿，尽量选择椎弓根入路，其他椎体骨活检并发症包括骨折、血管迷走神经反应、刺伤硬膜囊、椎间隙感染、骨髓炎、脊膜炎、硬膜外血肿等。

七、颅脑穿刺活检

（一）概述

颅脑肿瘤病理学诊断是制定最优治疗方案的前提，特别对无法外科切除的肿瘤，活检具无可替代的价值。颅内病变可通过开颅术直视下活检或经皮穿刺活检获得病变组织，前者创伤大、定位欠精准等问题，不适合脑深部、中线结构及重要功能区病变的活检，故完全以活检为目的的开颅术应用较少。框架立体定向穿刺活检是应用最广泛的颅脑病变取材技术，但存在准备工作烦琐、手术操作时间长、增加病人不适、缺少术中影像监控等缺点，常只能由神经外科医生在手术室内开展。近年来，CT、MRI 等影像设备引导的无框架穿刺活检兴起，其流程简便、技术易掌握、能够监控活检全过程、及时发现并发症等优势，在颅脑病变的应用逐渐成熟普及。

（二）适应证

（1）位于脑重要功能区或危险区性质不明确的病变，开颅术可能导致严重神经功能缺失，而又必须明确病变性质者。

（2）颅内多发病变或弥漫性病变，不能明确病变性质，需要进行鉴别诊断者。

（3）不适合切除颅脑肿瘤或体质差、不能耐受、拒绝开颅切除术，欲明确肿瘤性质及/或分子病理学诊断，制定放疗、化疗或靶向治疗方案者。

（4）脑肿瘤复发与放射性坏死需做出鉴别诊断，以指导下一步治疗。

（5）疑为颅内炎性病变或自身免疫性颅内病变，需病理诊断，协助临床诊治者。

（三）禁忌证

（1）严重贫血（血红蛋白小于 70 g/L）、有严重出血倾向、血小板小于 $50×10^9$ /L、不能纠正的凝血功能障碍者（凝血酶原时间大于 18 s，凝血酶原活度小于 40%）及服用抗凝、抗血小板药物未停药者。

（2）疑为血管源性病变。

（3）严重恶病质、严重高血压未控制、心肺等功能不全不能耐受穿刺活检者。

（4）如用 MR 引导，安装心脏起搏器等 MR 检查禁忌者应排除。

（四）技术操作方法

（1）术前准备：①术前行血常规、凝血功能、肝功生化等生化检查，心电图、胸部 CT 等，了解患者有无其他疾病，排除严重心肺疾病。②术前 1 周内颅脑增强 CT 和/或颅脑增强 MRI 检查，MRI 更优。③术前禁饮食、备头皮。④与患者及家属充分沟通，讲明手术目的、必要性、风险及预后等，签署知情同意书。⑤病灶周围有明显脑水肿者术前给予脱水治疗。

（2）路径设计：根据颅脑增强 MRI 或 CT 影像资料，明确病灶部位、血供情况、病灶周围血管走行及与功能区的位置关系，预定穿刺路径。穿刺路径应避开静脉窦及大脑中动脉等颅内大血管分布区，尽可能避开重要功能区、脑沟及脑池。

（3）麻醉与体位：一般为局麻，小儿及烦躁、神志不清不能自主活动者需用静脉麻醉。体位可根据穿刺需要采用仰卧、侧卧或俯卧位，侧卧位时可用真空垫辅助固定体位。

（4）体表定位：应用CT引导时，在预设穿刺入路头皮处贴金属标记；应用MRI引导时，在头皮处贴鱼肝油胶囊。行CT或MRI扫描，根据实时扫描图像调整标记的位置，直至达到预设路径要求。穿刺点尽可能与颅骨平面垂直，以减少颅骨打孔时滑脱概率。

（5）穿刺活检：常规消毒、铺巾，应用1%~2%的利多卡因逐层麻醉至骨膜。影像测量颅骨的厚度后，应用外科骨钻于颅骨钻取适当直径的颅孔（通常直径2~3 mm），突破内板后立即停止钻孔。更换锐针刺破硬膜后应用钝头针依据预定的穿刺角度和深度，采用步进式进行穿刺，穿刺过程中应用CT或MR扫描监控，直至穿刺针准确到达病灶内。如应用的引导设备是高场开放式MR或短轴宽口径MR，可于术中应用MR透视技术进行近实时引导，以缩短穿刺时间，提高穿刺准确性。根据病灶大小、位置及与功能区的位置关系，选择切割取材深度、方向及次数，尽可能使取材标本量达到病理诊断及分子生物学检测要求。术毕拔针包扎。

（6）术后处理：穿刺后常规CT或MRI扫描，以观察颅内有无出血等并发症。

（五）并发症处理

（1）颅内出血：颅内出血是脑穿刺活检最常见并发症，也是术后致死致残的主要原因。颅脑出血预后与出血部位及出血量密切相关。既往文献显示，脑穿刺活检导致颅内出血发生率为3%~13%，由颅内出血导致死亡率为0.7%~4%。颅内出血按部位可分为硬膜外血肿、硬膜下血肿、蛛网膜下腔出血、脑实质内出血及脑室内出血，按有无症状可分为无症状颅内出血和有症状颅内出血，其中无症状颅内出血，绝大多数预后良好，多在给予止血药物及脱水治疗等保守治疗方案后自愈。有明显症状颅内出血约40%~50%会导致患者术后致死致残，必须高度重视。术中、术后出现明显头痛、意识障碍等新发症状或原有症状显著加重，则多提示患者出现明确的颅内出血，此时应果断中断活检手术、影像学扫描明确出血情况，必要时积极外科手术治疗。颅内出血预后与症状严重程度密切相关，当出现意识丧失等严重情况时，即使积极行外科手术治疗，常预后不佳。针对有症状性颅内出血，不应太保守，以免错过外科手术治疗最佳时机，及时请神经外科医生会诊，共同制定下一步治疗方案。

（2）神经功能损伤：多继发于颅脑病变穿刺活检引起的脑出血及进行性加重的脑水肿，其中脑出血是导致神经功能损伤的主要原因。位于重要神经功能区的病变穿刺创伤导致的神经功能损伤多为暂时性，极少数可有持续性神经功能损伤。术中应用钝头针穿刺降低出血概率、减少脑实质内穿刺和调整针道的次数及对存在脑水肿的患者积极给予激素及脱水药物治疗有利于降低神经功能损伤。

（3）癫痫：脑穿刺活检引起术中癫痫的概率较低，对既往有癫痫病史者，术前给予抗癫痫药物治疗。存在持续性大发作患者，不宜行颅脑穿刺活检。术后出现癫痫发作时需予积极抗癫痫药物治疗。

第二章

射频消融

一、概述

（一）射频消融治疗历史沿革

1900年，克罗地亚科学家Nikola Tesla首次发现射频电流能导致生物组织产热。20世纪早期，物理学家Bovie和外科医生Harvey Cushing联合研制成功首台射频发生器。射频消融最早用于神经外科肿瘤或功能性疾患及心脏异常传导路的治疗，1908年美国医生Beer经尿道射频消融治疗膀胱癌取得理想疗效，成为射频消融治疗肿瘤的开端。1976年Leveen首次采用射频消融治疗肺癌、肠癌、肾癌等深部肿瘤取得成功。1990年Rossi提出采用间质性热疗经皮消融肝脏肿瘤的可能性并进行了动物实验。2000年Dupuy等报道3例经皮射频消融治疗肺部肿瘤患者，同年程庆书等在国内首次报道105例CT引导下射频消融治疗肺部肿瘤患者。2015年，刘宝东等制定了首部《影像引导射频消融治疗肺部肿瘤专家共识》，并于2018年进行了更新。

（二）射频消融治疗基本原理

射频消融是在超声或CT等影像设备引导下将射频电极插入肿瘤组织内，来自射频发生器的电流通过非绝缘的电极头端传入组织，再经组织间自然通路流向弥散电极，由此形成完整的电流环路。射频电极应用频率小于30 mHz（通常在460 k~480 kHz之间）的交变高频电流使肿瘤组织内离子发生高速振荡，互相摩擦生热，将射频能转化为热能，局部温度达到60 ℃~100 ℃时，肿瘤细胞将发生凝固性坏死从而达到治疗目的。

（三）射频消融治疗基本技术体系

1.术前准备

（1）化验检查：包括但不限于血、尿、粪常规，肝、肾功能，凝血功能，肿瘤标志物，血型检查和感染筛查，心电图等检查。

（2）影像学检查：肿瘤所在部位相应影像检查，如肺脏肿瘤常行胸部（增强）CT扫描；肝脏肿瘤常行肝脏（增强）MR扫描等。此外，全身PET-CT也是评估肿瘤分期及局部病情的常用检查。

（3）检查时限：如化验检查和影像检查距离消融操作时间过长，应及时根据病情变化补做。

（4）术前对症处理：对有影响消融治疗配合度或安全性不适症状者，应在术前给予对症治疗直至评估可耐受手术顺利进行。如肺癌消融术前患者咳嗽，可予镇咳处理后再行治疗。

（5）术前谈话：充分告知患方消融治疗的必要性、操作流程及患者获益，重点交代手术相关风险和替代方案，回复患方问题，取得理解并签署知情同意书。

（6）药品及设备：核对消融治疗中可能应用药品（麻醉药物、抢救药物等）的准备，并确认相关设备（操作引导设备、麻醉机、心电监护仪、除颤仪等）的正常运转。

2.术中操作

（1）体位摆放：按术前预设体位摆放，必要时可取辅助装置给予固定，体位摆放要兼顾患者舒适性、术者操作便捷性及安全性。

（2）路径设计：根据术中影像扫描进行穿刺路径设计及定位，选择不一味追求"最短距离"，应据穿刺及消融的安全性进行规划设计。

（3）麻醉镇痛：通常消融操作仅需1%~2%利多卡因或0.2%罗哌卡因局麻即可。对儿童、术中不能配合、预计手术时间长、消融可能引起剧痛者，采取区域神经阻滞、椎管内麻醉或/和全身麻醉。

（4）穿刺及消融：麻醉满意后，在影像引导下按照预设路径将射频电极穿刺入体内，逐渐进入肿瘤内部。

确认穿刺到位后，可据射频消融治疗仪类型、射频电极型号、肿瘤大小及其与周围组织结构的关系设置治疗参数，进行消融治疗。

（5）术中评估：术中及时观察有无并发症发生，如出现紧急或严重并发症，应暂停操作，及时进行处理。消融结束后据影像所示观察消融范围是否满意，必要时可补充使消融范围达到预设要求。

3.术后管理

（1）副反应处理：消融治疗后，患者可能出现不同程度副反应，根据病情对症处理，部分适当延长住院时间以便观察至症状消失。

（2）术后复查：出院后根据不同肿瘤的生物学特性及消融手术的完成程度进行定期随访复查。

4.复查随访及管理

（1）影像随访

根据肿瘤所在不同器官、患者身体状况及医院服务能力，灵活采用一种或多种合理影像技术进行随访复查，主要包括超声（含超声造影）、CT（平扫或增强）、MRI（平扫或增强或特异性对比剂）或PET-CT、PET-MR等。消融治疗后短期影像学复查（出院时或术后1

个月内）主要目的是初步评价消融治疗是否获得技术成功，有无需要治疗的延迟性并发症（例如肺肿瘤消融治疗后的迟发性气胸、肝肿瘤消融后胆汁瘤、肝脓肿等），并把术后第一次影像复查表现作为以后进行比较的基线。后续中长期影像随访一般在术后3、6、9、12个月各复查1次，一年后根据病情需要可适当延长复查间隔，主要目的是评定消融疗效，及时发现局部复发和全身肿瘤转移征象，为后续治疗提供依据。

（2）临床疗效随访评估

包括一些肿瘤生物学指标的监测。PFS、OS等重要临床疗效指标。对姑息消融患者要观察生存质量的改善情况。

二、肺肿瘤的射频消融治疗

（一）适应证

（1）治愈性消融：指通过射频消融能使肺部肿瘤组织完全坏死，并可能达到治愈和延长生存目的。

a.原发性肺癌：Ⅰ期周围型非小细胞肺癌（肿瘤最大径小于等于3 cm，无淋巴结转移及远处转移），合并心肺功能差、高龄或拒绝外科手术切除的患者。包括多原发肺癌。

b.肺转移瘤：原发灶得到有效控制，同时单侧肺部转移瘤总数小于等于3个，双侧肺转移瘤总数小于等于5个，肿瘤最大径小于等于3 cm。

（2）姑息性消融：指通过射频消融，最大限度使肿瘤发生凝固性坏死，达到减轻肿瘤负荷、缓解症状和改善生活质量的目的。

a.原发性肺癌：肿瘤最大径大于3 cm，需进行多点或多次治疗，或联合其他治疗方法。①原发性肺癌术后肺内孤立性复发。②周围型NSCLC放化疗或分子靶向药物治疗后肺部肿瘤进展或者复发。③周围型小细胞肺癌经过放化疗以后肿瘤进展或者复发。④合并恶性胸腔积液的周围型肺癌在胸膜活检固定术后。⑤肿瘤侵犯肋骨或胸椎椎体引起的难治性疼痛，对肿瘤局部骨侵犯处进行消融，可达到止痛效果。

b.肺转移瘤：数量和大小超过治愈性消融标准者。

（二）禁忌证

1.绝对禁忌证

（1）有严重出血倾向、血小板小于$50×10^9$/L和不能纠正的凝血功能障碍者（凝血酶原时间大于18 s，凝血酶原活动度小于40%）。

（2）抗凝治疗和/或抗血小板药物在消融前停用未超过5~7 d。

2.相对禁忌证

（1）有广泛肺外转移者，预期生存小于3个月。

（2）有严重合并症、感染期、免疫功能低下、肾功能不全者。

（3）心脏起搏器植入、金属物植入者。

（4）体力状态评分大于3分。

（三）技术应用方法及流程

1.肺射频消融操作方法

（1）麻醉与消毒根据患者状况，可采用全麻或局麻。

（2）制定治疗计划确定肿瘤病变区域，选择合适体位及穿刺点的体表定位，穿刺入路选择需满足穿刺点到达病灶的距离最短且靶皮距大于2 cm、病灶与邻近器官清晰可辨、能穿刺到病灶的最大截面、无骨骼阻挡、无大血管和气管或其他重要组织。

（3）CT引导操作过程麻醉后用射频消融电极沿着体表定位点按术前计划路径逐层穿刺，CT扫描观察确认射频电极到达预定靶病灶位置，即可开始消融。如需重叠消融还要重复CT扫描，直至达到满意位置及满意消融范围。

（4）监测消融过程由于热消融对瘤周肺组织损伤，在瘤周可见不透明高密度区毛玻璃样影（GGO），GGO大于消融前肿瘤边界的 5~10 mm，达到完全消融目的，即可结束消融手术，进行针道消融后拔出射频电极。

整个治疗过程进行心率、血压和血氧饱和度等生命体征监测。

2.消融路径设计需要遵循几个要求

（1）尽量从肺纹理稀少区、方向尽量与肺纹理平行进针，目的是减少穿刺过程出血。

（2）尽量减少跨叶穿刺，以免造成气胸，影响穿刺布针及消融过程。

（3）对胸膜下病灶，应通过部分正常肺组织"舍近求远"进针，有利于消融电极进针方向稳定，还可减少消融热场对胸膜损伤。

（4）对紧邻心包及大血管病灶，布针路径尽量与血管心包切线平行方向进针，以减少射频消融电极针尖对搏动的心脏血管穿刺误伤。

（5）辅助手段如人工气胸或人工液胸，主要是在靶

病灶与正常组织或结构之间产生隔离区带，一般有5~
10 mm宽度即可，目的是减少对正常组织及结构的损
伤，提高完全消融率。

3.肺癌射频消融过程中注意事项

（1）由于肺组织为含气脏器，如射频消融电极尖端
位于实体瘤内，射频消融仪显示阻抗数值在正常范围
内，消融过程一般可正常进行。但如消融电极尖端穿破
肿瘤边缘进入肺泡内，由于肺含气组织内的离子含量极
少，射频仪开通电源后，仪器阻抗显示很高，消融过程
极易中断影响消融效率。此时重新启动电源时，可将输
出功率调低，电极针缓慢升温，肺泡在热场作用下，渗
出增多、空气含量降低，消融阻抗下降，有利于消融阻
抗、输出功率及消融温度的稳定，提高完全消融率。此
点对肺磨玻璃结节的射频消融有很好的帮助。

（2）如采用射频消融灌注电极，出现高阻抗，可在
消融温度达到90℃后2~3分钟，通过灌注通道局部注入
生理盐水，使肺泡内液体增多实变，克服高阻抗导致的
消融效率下降。实验证明局部注入生理盐水可降低射频
高阻抗、维持较高消融温度，同时增大消融体积、扩大
消融范围，有助一些稍大的肺癌病灶消融，生理盐水注

入量视肿瘤大小而定，一般使用量在2~10 ml。对肺部磨玻璃结节进行消融，射频灌注电极可大大提高射频消融效率，缩短手术治疗时间。

（3）对肺部肿瘤消融和活检同步进行的手术，射频消融如使用可扩展消融电极，在穿刺活检时，需将电极子针收回电极主针内，防止在穿刺取材中，活检枪激发切割损伤射频电极子针。

（四）并发症及处理

1.气胸

气胸是消融后最常见并发症，影响因素很多，如肺气肿、男性、高龄、小肿瘤、肺下叶、一次使用多消融电极、一次消融多个肿瘤、穿刺次数多、跨叶穿刺、消融路径长等。大部分气胸容易治疗，或是自限性。气胸压迫肺大于30%或症状明显者需行胸腔闭式引流，或持续负压吸引、行胸膜固定术等。特别要注意迟发性气胸（72 h后）的发生。

2.支气管胸膜瘘（bronchopleural fistula，BPF）

指支气管与胸膜腔间形成的窦道，其原因是肿瘤组织离胸膜和支气管较近，射频消融治疗本身或治疗后的局部感染导致肿瘤周围组织坏死，坏死组织脱落后，支气管与胸膜腔直接相通。对 BPF 的治疗手段主要包括胸腔引流、支气管镜、外科手术等。气管内瓣膜置入术是一种治疗方法。

3.胸水

消融后经常可见少量胸水，多数是热场影响到胸膜的反应。导致胸水发生危险因素有：大病灶、一次消融多个病灶、病灶靠近胸膜等，处理方法为穿刺抽吸或置管引流胸水。

4.出血

消融中出血发生率较少，主要表现为咯血、血胸。如出现中等以上咯血时应立即消融，而不是停止消融，同时静脉输注止血药。消融本身可使血液凝固，随着消融治疗进行出血会逐渐停止。术后咯血，多具自限性，可持续 3~5 d。保守治疗无效者，可行介入栓塞治疗或剖胸探查。如出现血胸要密切观察积极治疗，保守治疗无效者，可行介入栓塞治疗或剖胸探查。

5.肺动脉假性动脉瘤（pulmonary artery pseudoaneurysm，PAPA）

非常严重的一种出血相关并发症，其肺动脉及其分支破裂的发生率很低，但死亡率却高，肺动脉造影被认为是诊断肺动脉损伤的金标准，增强 CT 不仅有助于显示假性动脉瘤的解剖学位置，还可直接显示供血血管及其与动脉瘤的关系。经导管栓塞是目前治疗 PAPA 的首选方法。

6.感染

在肺部肿瘤 RFA 治疗后，患者常会出现发热，主要由于坏死组织的炎症反应和细胞因子的产生。当发热伴严重临床症状时，应怀疑有脓肿等严重感染性并发症的出现。此时需对患者行胸部 X 线摄片或 CT 扫描检查，如发现肺内含气液平面的空洞或胸水，则提示脓肿形成。大部分处理为内科治疗（全身抗生素），有部分患者需置管引流。

7.侵袭性肺曲霉菌病（invasive pulmonary aspergillosis，IPA）

IPA 最常见致病菌为烟曲霉菌。RFA 治疗肺部肿瘤后 IPA 发生率很低。胸部 CT 扫描，常会发现肺部致密且边界清楚的病灶、晕征、新月征和空洞形成，确诊需组织活检。IPA 症状大多数相对较轻，但也有危及生命的情况（如大量咯血）甚至死亡，大咯血原因被认为是曲霉菌丝侵入支气管小动脉引起，所以积极治疗 IPA 非常重要。

三、肝癌射频消融治疗

(一)适应证

(1)单发肿瘤，最大直径小于等于 5 cm；或肿瘤数目小于等于 3 个，最大径小于等于 3 cm。

(2)无脉管癌栓侵犯及远处转移。

(3)肝功分级 Child-Pugh A 或 B，或经内科治疗达到该标准；无严重凝血功能障碍，PLT 大于 $50×10^9$/L。

(4)无严重心、肺、肾、脑等器官功能障碍。

(5)不能手术切除的直径大于 5 cm 单发肿瘤或最大径大于 3 cm 多发肿瘤，射频消融可作为联合治疗的一部分。

(二)禁忌证

(1)弥漫型肝癌。

(2)肝功能 Child-Pugh C，经治疗无法改善者。

(3)伴有脉管主干癌栓或者邻近器官侵犯。

(4)治疗前 1 个月内有食管（胃底）静脉曲张破裂出血。

(5)不可纠正的凝血功能障碍。

(6)顽固性大量腹水，恶病质。

（7）活动性感染尤其是胆道系统炎症等。

（8）严重的心肺肾脑等主要脏器功能衰竭。

（9）意识障碍或不能配合治疗的患者。

（三）技术方法及流程

肝癌射频消融治疗以影像学引导经皮穿刺消融最常用，也可经腹腔镜或在开腹术中进行。经皮肝癌射频消融治疗可由超声、CT、CBCT或MR等引导。

1.操作方法（以CT引导经皮肝癌射频消融为例）

（1）拟定消融方案：详细阅读术前CT或MR影像，明确肝脏病灶及周围解剖结构，拟定合理进针点、路径和布针方案。

（2）制定麻醉方案：常采用穿刺点局麻加静脉镇痛方式，可视情况选择静脉麻醉、硬膜外麻醉和全麻等镇痛麻醉方式。

（3）制定消融方案：嘱患者平静下屏气或呼气末屏气下行全肝CT扫描，确定进针点、进针角度和布针方案。尽量选择先经部分正常肝脏，再进入肿瘤，尽量选择距离较短的路径；经肋间穿刺时须选择肋骨上缘作为进针点。

（4）手术区常规消毒、铺巾。麻醉后经穿刺点向靶病灶穿刺、进针、布针。穿刺应定位准确，避免反复多穿，避免经胸腔穿刺，导致肿瘤种植、损伤邻近组织或肿瘤破裂出血等；调整电极针路径时，不应直接调针，应在原位消融后再调针定位，避免肿瘤种植及出血。

（5）参照射频消融治疗仪说明，进行消融治疗，逐点进行。为确保消融疗效，消融范围应力求达到5~10 mm的安全边界；据病灶情况采用一针多点或多针多点消融方式保证消融范围和减少消融区遗漏的发生；消融完成后，在拔针时进行针道消融，逐步退针，防止术后出血和肿瘤针道种植。

（6）治疗结束前再次全肝CT扫描（含部分肺脏），确定消融范围已完全覆盖肿瘤并获得足够安全消融边界，排除出血、（血）气胸等并发症可能。

（7）术后常规禁食4 h，平卧6 h，心电监护24 h。并予保肝、镇痛、止血和预防感染。

2.高危部位肿瘤的射频消融

肿瘤邻近膈肌、空腔脏器（胃肠及胆囊旁）及第一肝门（含尾状叶）等部位称高危部位肝癌。对于高危部位肝癌，可采用水隔离技术（人工胸水或人工腹水），也可采用腹腔镜下或开腹术直视下消融治疗，以隔离保护邻近脏器。

3.大肝癌的射频消融

对大于 5.0 cm 大肿瘤，单点射频治疗难以实现完全消融。可采用多面体几何模型多针多点治疗大肝癌的布针方案，进行反复多次消融；也可通过射频消融联合肝动脉栓塞化疗（TACE）、瘤内无水酒精注射（PEI）等技术，提高疗效使消融范围扩大。

（四）并发症及处理

肝癌射频消融安全性好。死亡率为 0.3%~0.69%，并发症 0~24.5%，严重者为 2.2%~3.5%。

（1）消融后综合征：表现为发热、局部疼痛、全身不适等，以对症支持为主。

（2）感染：主要为肝脓肿，应用抗生素，必要时脓肿引流。

（3）出血：包括腹腔内出血、肝包膜下出血、血（气）胸、消化道出血及心包填塞等。少量出血密切监测生命体征，内科止血；大量出血需行经动脉栓塞治疗或手术止血；血胸及心包填塞需及时穿刺引流；消化道出血需据出血原因及程度行内镜下止血或介入止血。

（4）胆心反射：出现心动过缓，应立即停止消融治疗，静脉注射阿托品1 mg。

（5）胆道损伤：主要表现为胆汁瘤形成及胆道狭窄。无症状者予以观察，出现梗阻性黄疸行胆道引流，必要时行胆道支架植入术。

（6）气胸：少量气胸密切观察，大量气胸可穿刺抽吸，必要时行胸腔闭式引流。

（7）胃肠道穿孔：少见但严重。穿孔多发生在消融术后1周左右，表现为急性腹膜炎，应立即禁食水、胃肠减压、抗感染，必要时需进行外科手术。

（8）膈肌损伤：消融治疗可造成膈肌热损伤及膈肌穿孔，一般对症处理即可。

（9）肿瘤种植：可行消融治疗、外科切除、局部放疗等。

（10）肝功损伤：多为一过性，需行保肝、对症及支持治疗。

（11）皮肤烧灼伤，罕见。

四、头颈部肿瘤射频消融治疗

（一）甲状腺结节射频消融

1.适应证

甲状腺良性结节：适应证需同时满足（1）～（3）

条并满足第（4）条之一者：

（1）超声提示良性，细针穿刺活检FNA-Bethesda为Ⅱ类，或术前活检为良性结节。

（2）患者无儿童期放疗史。

（3）患者充分知情下要求微创介入治疗，或拒绝外科手术及临床观察。

（4）同时需满足以下条件之一：①自主功能性结节引起甲亢症状的。②患者存在与结节明显相关的自觉症状（如异物感、颈部不适或疼痛等），或影响美观，要求治疗的。③手术后残余复发结节，或结节体积明显增大。

2.禁忌证（符合下列任意一项即排除）

（1）巨大胸骨后甲状腺肿或大部分甲状腺结节位于胸骨后方（对无法耐受手术及麻醉者，可考虑分次消融或姑息性治疗）。

（2）声带功能障碍。

（3）凝血功能障碍。

（4）重要脏器功能不全。

（二）甲状腺微小乳头状癌的射频消融

1.适应证（需同时满足以下9条）

（1）非病理学高危亚型。

（2）瘤径小于等于 5 mm（瘤周均未接近包膜可放宽至小于等于 1 cm），且结节距离内侧后包膜大于 2 mm。

（3）无甲状腺被膜受侵且无周围组织侵犯。

（4）癌灶不位于峡部。

（5）无多灶性甲状腺癌。

（6）无甲状腺癌家族史。

（7）无青少年或童年时期颈部放射暴露史。

（8）无淋巴结或远处转移证据。

（9）患者经充分告知后，仍拒绝外科手术，也拒绝密切随访。

2.禁忌证（符合下列任意一项即排除）

（1）颈部或远处发现转移。

（2）癌灶短期内进行性增大（6个月内增大超过 3 mm）。

（3）病理学高危亚型（高细胞亚型、柱状细胞亚型、弥漫硬化型、实体/岛状型、嗜酸细胞亚型）。

（4）对侧声带功能障碍。

（5）严重凝血功能障碍。

（6）重要脏器功能不全。

（三）技术方法及流程

（1）患者仰卧位，肩部垫高，颈部过伸，充分暴露颈部。在腰背部或大腿凸起的表面粘贴射频电极板（双极式射频电极针无需粘贴电极板）。

（2）二维超声下多角度、多切面扫查目标病灶，并定位。确定目标病灶位置及与周围组织结构的解剖关系。根据病灶大小、位置及术前穿刺病理结果制定消融模式、程序及治疗方案。

（3）常规消毒、铺巾后，用2%利多卡因或其稀释液对皮肤穿刺点、皮下穿刺路径、甲状腺被膜进针点、甲状腺周围间隙进行局部浸润麻醉，过程应在超声引导下进行。

（4）细针注射生理盐水或灭菌注射用水 10~30 ml（或加入 0.5 mg 肾上腺素混合液），在病灶与甲状腺周围组织间形成一个宽约 5 mm 的安全隔离带，从而增大甲状腺被膜与周围肌群、食管、气管、喉神经、动脉血管、甲状旁腺等的距离，以保护消融过程中甲状腺周围重要脏器及组织免受热损伤。

（5）选用安全的穿刺路径（推荐峡部进针为主要路径，也可根据实际情况选用其他路径），在超声引导下穿刺路径应避开颈部重要的气管、食管、血管、神经等结构。

（6）在超声引导下将射频电极针准确穿入病灶靶区

内，开启射频治疗仪开始消融，消融过程应在超声全程连续监视下进行。良性体积较大结节推荐采用"移动式消融法"，指将结节分为若干个小单元，通过有序移动消融针，逐个进行热消融处理，需确保病灶三维实现整体热消融。恶性或体积较小结节采用"固定消融法"，即固定消融针而持续热凝固，并可酌情考虑多点固定消融。临床上结节大小、数目、位置存在多样性，常难使用单一消融方式，常需两种方式结合，进行多点叠加消融，最大程度避免结节残留。恶性结节需扩大消融，以达局部根治目的。

（7）消融过程中通过调整电极针方向和消融平面，对结节进行高温灼烧，直至超声显示三维空间内的目标病灶完全被热消融产生的强回声覆盖，则停止消融。对恶性结节，为确定消融完全性可适当增加消融时间并扩大消融范围。有条件者，消融后即行超声造影检查，观察治疗病灶造影剂灌注情况，若病灶内有部分强化区域，可及时补充消融。

（四）并发症及处理

1.出血/血肿

超声引导下射频消融术具有高靶向性，对血管损伤小，术后出血发生率较低，出血多发生在腺体表面，少数在腺内或囊内。穿刺中伤及皮下血管可能会致皮肤瘀斑，通常3~4周内会消失。出血量较少可通过消融出血点或局部掌压法止血，一般血肿会自行吸收。严重情况下，血肿压迫气管可致急性上气道阻塞，引起呼吸困难甚至窒息，需及时手术减压处理。

2.疼痛

术中消融部位若出现持续性疼痛，则需停止消融，查明病因，对症处理。少数患者术后可出现放射至牙、下颌、肩部、胸部等部位的疼痛，多轻微且有自限性，无需治疗，若不能自行缓解，可针对性止痛、对症处理。

3.皮肤灼伤

少部分患者在消融中出现皮肤灼伤，表现为皮肤颜色变化和轻度疼痛不适，可对症处理，多于2周内愈合。术中预防性使用冰袋也可减少该并发症发生。

4.喉返神经和喉上神经损伤

消融操作不当可引起喉上和喉返神经损伤，可能为消融中引起的热辐射损伤或致周围组织水肿压迫神经引起短暂性麻痹。单侧喉返神经受损可造成声音嘶哑、呛咳等症状，大部分可在数月后完全恢复，鲜见危及生命或迟发并发症；双侧喉返神经损伤引起呼吸困难甚至窒息，则需紧急气管插管或气管切开；喉上神经损伤引起的环甲肌麻痹可致发声疲劳及音调低钝，可予激素或营养神经药物治疗。

5.肿瘤未控

术中出现不可预知情况导致消融手术失败，可能需要中转或择期外科手术。甲状腺结节消融后应定期评估肿瘤消融疗效情况。

（五）颈部转移性淋巴结消融

1.适应证（颈部转移性淋巴结消融需同时满足以下条件）

（1）恶性肿瘤根治性治疗后，颈部淋巴结再次复发转移。

（2）影像学提示转移性，粗针或细针穿刺病理证实转移性淋巴结。

（3）经评估，存在手术困难且自身条件不能耐受手术或主观意愿拒绝外科手术治疗者。

（4）若为分化型甲状腺癌转移性淋巴结，则需碘131治疗无效或主观意愿拒绝碘131治疗者。

（5）转移性淋巴结能与大血管、重要神经分离且有足够安全的操作空间。

2.禁忌证（符合下列任意一条即排除）

（1）病灶位于Ⅵ区的转移性淋巴结，其病灶对侧声带功能不正常。

（2）严重凝血功能障碍。

（3）重要脏器功能不全。

3.技术方法及流程

（1）取仰卧位，充分暴露颈部。常规消毒铺巾，用2%利多卡因或其稀释液行局麻。

（2）将生理盐水或灭菌注射用水10~30 ml（或加入0.5 mg肾上腺素混合液）制备成隔离液，注入皮下以分离周围组织与转移性淋巴结，形成安全隔离区域。

（3）采用固定消融法对淋巴结进行消融，必要时扩大消融区域达到局部根治。对于体积较大的转移性淋巴结，需酌情进行多点消融。

（4）实时超声需显示转移性淋巴结完全被强回声覆盖，为确保消融完全性可酌情增加消融时间。消融完成后有条件者可行超声造影评估，病灶无增强则表明消融完全。

4.并发症及处理

（1）疼痛：一般为自限性，可自行缓解。若无法自行缓解，可使用止痛药物缓解。

（2）皮肤灼伤：术中可预防性使用冰袋，若术后发现皮肤烫伤，可对症处理。

（3）出血/血肿：出血量较少可通过消融出血点或局部掌压法止血，出血控制后血肿一般会自行吸收，若出现呼吸困难等严重情况，需及时手术减压处理。

（4）肿瘤未控：由于肿瘤的特殊性，术中或术后某些不可预知的情况导致淋巴结消融手术失败，可中转或择期行外科手术。

五、盆腔肿瘤射频消融治疗

（一）适应证

（1）经病理或临床诊断为盆腔肿瘤，拒绝手术，或因体力状况差或合并严重内科疾病导致难以耐受手术切除。

（2）盆腔肿瘤的最大直径不超过 7 cm。

（3）手术治疗或其他治疗（如保守治疗、化疗、放疗等）无效或复发的盆腔肿瘤。

（4）伴有邻近器官压迫或有明显临床症状的盆腔良

恶性肿瘤。

（5）有生殖功能障碍或保留子宫需求的盆腔良性肿瘤。

（6）无明显临床状况但有严重心理影响的盆腔良性肿瘤。

（二）禁忌证

（1）严重的心脑血管疾病。

（2）严重的肝肾功能障碍。

（3）严重的凝血功能障碍。

（4）伴有毗邻器官侵犯，且无法通过特殊手段与毗邻脏器隔绝的盆腔肿瘤。

（三）技术方法及流程

（1）术前评估：了解患者病史、既往治疗史、体力状况、临床表现等，明确盆腔肿瘤的类型及具体分期，对伴有疼痛的患者进行疼痛评估。术前需行血、尿、便常规、凝血功能、生化指标、肿瘤指标、心电图等检查，并需进行充足影像学检查评估，包括B超、CT、MRI、PET-CT等。需向患者或授权委托人详细说明诊疗流程、预期疗效、可能发生的并发症及对生育能力和邻近器官的潜在影响，并由患者或授权委托人签署手术知情同意书。

（2）操作：应在具备丰富经验的介入医生主持下并在超声或CT引导下实施。术前需行CT扫描或超声探查病灶大小，并据瘤体位置规划合适体位、确定穿刺点及进针角度、深度，制定穿刺治疗计划。

常规消毒和麻醉后，在超声或CT引导下，将单个或多个消融电极经皮肤穿刺至预定深度，并在影像引导下调整针尖位置，确定电极头端位于病灶中央并与周边脏器或组织保持足够安全距离后，进行消融治疗。对靠近重要脏器或结构的病变，可采用人工腹水等手段隔绝周边重要脏器或结构。术中可根据实际情况进行多次电极位置调整及多点消融治疗。对直径小于5 cm的肿瘤可采用单针完成治疗，对大于5 cm的肿瘤，可采用2~3根针进行叠加。消融结束后即刻复查超声或CT，评估消融区域及并发症。确认安全后拔针、局部无菌纱布覆盖。

（3）术后治疗：给予常规预防出血、镇痛等对症治疗，必要时可予抗感染治疗。对直径较大盆腔肿瘤，可行分次消融治疗，每次治疗间隔至少1周。

（四）并发症及处理

1.感染与发热

严格无菌操作可降低术后医源性感染风险。瘤组织大面积坏死可致吸收热，可对症处理，如是感染引起的发热，可用抗生素治疗。

2.盆腔疼痛

使用视觉模拟量表评估疼痛。如评分高于5-6分，可用止痛药对症治疗。

3.阴道出血或流液

见于女性盆腔肿瘤患者，尤其妇科良恶性肿瘤。当症状持续时间较短，指导患者注意卫生，一般症状会自主消失。如流液有异味，须采取临床干预措施。

4.皮肤或盆腔组织灼伤

必要时行皮肤灼伤伤口管理，给予及时换药，必要时清除烫伤坏死表皮，予以抗感染预防治疗。

5.一过性或永久性闭经

见于女性盆腔肿瘤患者，保护子宫内膜是主要预防措施。可在直视下将5F双管腔球囊导尿管置入子宫颈。气囊内充入1~1.5 ml盐水溶液固定导管，防止盐水回流。然后通过导尿管缓慢注射1 ml无菌超声凝胶。子宫内膜可被标记，并被这种"保护膜"覆盖，以防止射频加热。

6.邻近脏器损伤

可能出现子宫附件、肠管、膀胱等毗邻脏器损伤。为有效预防，术前需行严格周边脏器组织评估，对可能损伤的器官，术中采用人工腹水等手段隔绝病变及周边脏器，以防射频能量传递而致损伤。

六、骨与软组织肿瘤射频消融治疗

射频消融为代表的消融治疗技术被认为是外科的有效补充，治疗骨与软组织肿瘤的主要技术优势为局部有效率高、易于重复治疗、并发症低、可有效保留器官与功能、能缓解症状、延长疾病控制时间等。RFA治疗原发性及转移性骨与软组织肿瘤的技术成功率接近100%；对复发与转移不可根治的原发性骨与软组织肿瘤，RFA治疗的mPFS为9~12个月，综合治疗5年OS率为28%~34.3%。此外，RFA控瘤免疫调控作用也是近年研究的热点。

（一）适应证

（1）符合外科手术技术适应证，但拒绝手术或不能耐受手术者。

（2）寡转移性恶性骨与软组织肿瘤（数目不超过5个，累及器官不超过2个），传统治疗效果欠佳者。

（3）外科术后残留、复发及转移性病灶。

（4）需治疗的良性骨肿瘤：骨巨细胞瘤、骨样骨瘤、内生软骨瘤等。

（5）综合治疗方案中配合降低肿瘤负荷的病灶。

（6）能通过姑息性治疗缓解疼痛等症状的病灶。

（二）禁忌证

（1）广泛转移的骨与软组织肿瘤。

（2）病灶侵犯或包绕重要血管、神经、危险脏器（肠道、胆囊、胃等）。

（3）消融治疗穿刺部位感染。

（4）患者全身状况差（ECOG评分大于2分）、严重凝血功能异常、心肺等重要脏器功能障碍无法耐受手术或预计生存期小于3个月。

（5）具有心脏起搏器的患者不适合使用需要贴回路电极的射频消融针。

（三）技术方法及流程

射频消融作为一种局部治疗手段，目前可在外科开放术中、胸腹腔镜下、影像引导经皮穿刺等方式下进行，本文主要介绍影像引导经皮穿刺的操作方法。

（1）术前准备：收集病史资料，完善实验室检测、影像学检查，经多学科讨论确定治疗方案，充分沟通后签署知情同意书。

（2）消融设备准备：根据消融目的、计划消融范围以及患者综合评估情况，确定射频消融探针类型以及相应设备，做好设备及探针的调试准备。

（3）麻醉方式：根据术前评估，可选择全麻、硬膜外麻醉、静脉复合麻醉或局部麻醉。

（4）治疗体位：根据病灶部位，结合所使用影像引导方式的操作要求选择合适的体位。

（5）影像引导方式及穿刺路径选择：常用CT、超声以及磁共振影像引导，根据病灶部位、范围及与周围正常组织器官的毗邻关系，以及所选择的消融针类型，设计穿刺点、穿刺路径，须避免损伤重要的正常组织结构。

（6）消毒与麻醉：穿刺区域局部消毒，可给予局部浸润麻醉，必要时于穿刺点切开皮肤2~3 mm，以利于消融针顺利通过皮肤及皮下组织。

（7）穿刺步骤：消融针分步穿刺至病灶（对于骨骼区域病灶必要时可配合使用骨穿刺针），经影像扫描证实到达预定位置（伞形消融针已打开）。

（8）消融治疗：启动射频消融治疗仪，根据组织类型，选择合适的功率（骨样骨瘤选择低功率），消融区温度通常控制在90℃~95℃，一般单点消融5~15 min，必要时多点叠加消融。

（9）术中监测：监测术中不良反应，及时调整治疗参数与处置不良反应，并做好记录。

（10）术毕影像扫描：判断消融范围与安全评价，范围不足时需行补充消融；若无需紧急处理并发症，可安返病房，做好手术记录。

（四）并发症及处理

骨与软组织肿瘤消融治疗可引起病灶周围组织损伤、炎症反应等，常见的轻度并发症如发热、疼痛、皮肤损伤等，罕见的重度并发症包括神经损伤、肠道损伤、局部感染等

（1）发热：坏死组织吸收所致，对症退热治疗即可。

（2）疼痛：消融治疗引起局部炎症反应所致疼痛，一般使用镇痛药后可缓解。

（3）骨折：长管状骨肿瘤经射频治疗后，部分在外力作用下会发生骨折，此类患者消融完成后可同期或择

期行骨水泥注射治疗，提升骨质强度。

（4）骨骺损伤：对于骺端骨肿瘤，如射频消融损伤骨骺，可发生骨生长障碍，治疗时应注意消融边界。

（5）肾功能损伤：常见于肿瘤体积较大、单次消融范围过大、肿瘤坏死显著等情况，可通过术后输注碳酸氢钠、补液、利尿，以水化、碱化尿液，减轻肾功能损伤。

（6）肠道损伤：较少见，由于病灶紧邻肠道，治疗过程中能量传导引起肠道损伤，对这部分患者，一定严格肠道准备，延长禁食时间，轻度损伤自行恢复，一旦出现肠道穿孔，及时外科干预。

（7）神经损伤：肿瘤位置靠近神经结构时，射频消融可能造成局部神经损伤，出现相应功能障碍，给予营养神经、减轻水肿、改善循环等治疗，神经损伤恢复较慢，部分严重损伤者可能无法恢复。

（8）皮肤损伤：骨与软组织肿瘤紧邻皮肤时，可能发生皮肤烫伤，常规换药可治愈，必要时需外科切除缝合或植皮处理。

（9）局部感染：病灶局部坏死，患者免疫力低下时，坏死组织合并感染，会引起高热，局部疼痛加重，明确局部感染后加强抗感染治疗，必要时穿刺引流或者切开引流。

七、脊柱肿瘤射频消融治疗

脊柱是骨转移最常见部位，约40%恶性肿瘤会发生脊柱转移，常致剧烈疼痛、活动障碍甚至病理性骨折，严重影响患者生活质量。放疗是脊柱转移瘤标准治疗方法，但起效缓慢，疼痛总缓解率和完全缓解率仅为60%和23%。近年来，经皮热消融技术（如射频消融、微波消融、冷冻消融等）在脊柱转移瘤治疗中得到广泛应用。射频消融并不能增加脊柱稳定性，因此常与骨水泥成形术联合治疗脊柱肿瘤。

（一）适应证

（1）伴有疼痛的脊柱转移。

（2）溶骨性或混合性病变。

（3）没有脊髓神经压迫症状。

（4）椎体后缘不完整并非禁忌证。

（5）SINS评分为稳定或潜在不稳定（0~12分）。

（二）禁忌证

（1）完全的成骨性转移。

（2）有病理性骨折伴脊柱不稳定。

（3）肿瘤压迫脊髓。

（4）无法纠正的凝血功能障碍。

（4）活动性感染。

（三）技术方法及流程

所有治疗均在意识清醒状态下进行，用芬太尼和咪达唑仑麻醉。根据术前横断面成像的肿瘤范围决定单侧入路还是双侧入路以及消融位置、消融区域的大小。若肿瘤穿过中线，则采用双侧入路；否则，采用单侧入路。在透视或CT引导下，经椎弓根或肋椎关节入路，用10 G套管针建立工作通道，同轴法置入射频电极，抵达预定部位。消融功率及时间根据病灶位置及大小，结合厂家提供的参数数据设定，直至达到预期消融体积和温度。当病灶距离脊髓或脊神经较近时，将热敏电偶放置在神经孔，消融过程中实时温度监测，一旦温度超过45℃，立即停止消融。此外，还可采取神经周围或硬膜外注入CO_2或冷却的5%葡萄糖注射液方法保护脊髓和神经结构。在消融过程中，当患者出现剧烈疼痛、下肢麻木等症状时应立即停止消融。

如联合骨水泥成形术，暂时不拔除套管针，在完成消融治疗后，撤除射频电极，利用同一通道注射适量骨水泥。

（四）并发症及处理

脊柱RFA最重要的潜在并发症是对脊髓和神经根的损伤，大多数神经热损伤是短暂的，可通过硬膜外注射类固醇和长效麻醉剂治疗，实时温度监控和热保护可降低神经损伤发生率。热消融可削弱骨骼，特别是病变位于椎体前部、椎弓根或体积较大，单纯消融有导致椎体骨折风险，联合骨水泥成形术可减少骨折发生率。

八、肿瘤射频消融治疗的局限性

射频消融是利用交变电流迅速振荡组织离子，在靠近电极的高电流密度区域产生摩擦发热。直接和主动加热仅限于电极周围的小区域，而最终消融区的大部分则归因于被动热传导方式。与这种加热机制相关的两个主要问题是：①用电流加热组织是一个自限过程。在射频消融期间产生的水蒸气、组织干燥和炭化逐渐增加组织阻抗，从而限制了电流的通过，因此限制了在消融区域中温度的进一步升高；②大多数组织传热相对较慢，且易受周围大血管血流灌注或肺通气造成的热沉降效应影响，从而造成加热温度和消融范围不足。因此，目前射频消融主要用于直径3 cm以下的小肿瘤，对5 cm以上的肿瘤很难做到完全消融，常需叠加消融、重复消融或联合其他局部治疗方式。

为克服射频消融的物理限制，改善消融区尺寸的发展包括：①内部电极冷却，以限制电极附近组织中的炭化；②可伸展、多极或成簇电极，以增加电极表面积并进行更大功率传输；③快速切换多电极方法，允许同时产生单独或重叠消融区。其他创新包括使用盐水和稀盐酸灌注和大功率射频发生器。不幸的是，尽管其中一些技术改善了射频消融的整体性能，但许多技术都与并发症的风险增加有关，这些并发症与治疗电极尺寸或数量增加、电流增加以及皮肤烧伤的可能性、程序复杂性的增加和附带损害的可能性有关。

九、消融的联合治疗

1.单纯动脉栓塞与射频消融联合

与单独射频相比，血管闭塞与射频消融相结合会增加坏死体积，形成更大球形坏死灶，并增加组织暴露于致死温度的时间。

2.TACE与射频消融联合

研究显示，TACE-RFA改善小于7 cm肝癌生存率优于单独RFA。长期随访显示，TACE与射频消融联合治疗肝癌的 5 年及 7 年 OS 和 RFS 显著优于单纯射频消融组，且在肿瘤大于 3 cm 组更明显，提示对大肿瘤 TACE 与射频消融联合治疗更获益。

3.静脉使用脂质体阿霉素与射频消融联合

与单独射频消融治疗比，辅助性脂质体化疗可增加肿瘤坏死率，获得更大肿瘤凝固坏死范围。在射频消融肿瘤中已显示阿霉素的转运和脂质体沉积的增加，使肿瘤坏死范围进一步扩大。另外，热敏感脂质体阿霉素与射频消融的联合治疗也在研究中，前期动物和临床试验提示可增加消融范围和提高肿瘤坏死率。

4.消融技术与免疫疗法联合

射频消融治疗肝癌是一种安全有效治疗方法，但疗效受到复发和转移限制。RFA 和免疫治疗相结合对肝癌患者疗效优于单独治疗，表明联合治疗比单纯 RFA 更有益处。此外，与单纯 RFA 比，这种治疗策略可提高控瘤 T 细胞反应，显著降低复发风险，并提高总体生存率。

第三章

微波消融

一、微波消融治疗概述

肿瘤微波消融（microwave ablation）技术起源于温热治疗，采用局部高温，诱发不可逆细胞损伤，最终导致瘤细胞凋亡和凝固性坏死。MWA 一般采用 915 MHz 或 2450 MHz 两种频率。在微波电磁场作用下，瘤组织内的水分子、蛋白分子等极性分子产生极高速振动，造成分子间的相互碰撞、相互摩擦，在短时间内产生高达 60℃~150℃高温，从而导致细胞凝固性坏死。由于辐射器将微波能集中在一定范围，故能有效辐射到所需靶区，微波热辐射在肿瘤病灶内有更高对流性和更低热沉降效应。

微波消融治疗历史可追溯到公元前 5 世纪，古希腊名医 Hippocrates 用升温法治疗肿瘤，并获得一定的疗效，1986 年日本 Tabuse 等率先开始微波消融在肝癌治疗中的探索。20 世纪 90 年代董宝玮、梁萍与航天二院 207 所合作开发了我国第一台微波热消融肝癌治疗系统，开启了我国微波消融治疗肝癌二十几年发展和临床实践。2014 年叶欣、范卫君等在国内率先制定了《热消融治疗原发性和转移性肺部肿瘤的专家共识（2014 年版）》，并在 2015 年发表了 "Chinese expert consensus workshop report:

Guidelines for thermal ablation of primary and metastatic lung tumors"，得到国际认可。2017年叶欣、范卫君等又修订发表了《热消融治疗原发性和转移性肺部肿瘤的专家共识（2017年版）》，2018年又在著名的 Journal of Cancer Research and Therapeutics 杂志上发表了"Expert consensus workshop report：Guidelines for thermal ablation of primary and metastatic lung tumors（2018 edition）"。目前我国在应用微波消融治疗肝癌、肺癌等方面已达国际领先水平。现阶段该技术在我国发展迅速并逐步应用于肾癌、肾上腺肿瘤、腹膜后肿瘤以及骨瘤治疗等。2010年前后章建全等开始将微波消融应用于治疗良性甲状腺结节，2012—2013年梁萍、王淑荣等在国际上发表数篇有较大影响关于微波消融治疗良性甲状腺结节的论文，目前我国在微波消融治疗甲状腺肿瘤、子宫肌瘤等良性疾病方面异军突起，在国际上处于领先地位。微波消融的手术方式也由单纯影像引导扩展到与外科直视下、腹腔镜、胸腔镜下等多种外科手段相整合。

二、肺部肿瘤的微波治疗

（一）适应证

（1）原发性周围型NSCLC肺癌分期：①ⅠA期，因心肺功能差或高龄不能耐受手术切除或不能进行立体定向放疗（SBRT）；②ⅠA期，拒绝手术切除或SBRT；③早期NSCLC术后或放疗后局部复发或肺内单发转移（肿瘤最大径小于等于3 cm，且无其他部位的转移病灶）；④单肺，各种原因导致一侧肺缺如（肿瘤最大径小于等于3 cm，且无其他部位的转移病灶）；⑤多原发NSCLC（肿瘤最大径小于等于3 cm，不适合手术切除或SBRT，且无其他部位的转移病灶）。

（2）肺部转移瘤：某些生物学特征显示预后较好的肺内寡转移瘤，如原发灶能得到有效治疗，可进行肺内寡转移瘤的消融治疗。单侧肺病灶数目小于等于3个（双侧肺小于等于5个），多发转移瘤最大直径小于等于3 cm，单侧单发转移瘤小于等于5 cm，且无其他部位转移。

2.姑息性消融的适应证

肿瘤最大径大于5 cm或单侧肺病灶数目大于3个（双侧肺大于5个）者，可单次单针多点、双针多点或有计划分次治疗，必要时联合其他疗法。

（二）禁忌证

（1）不能纠正的凝血功能障碍：血小板小于50×

10^9/L；凝血酶原时间大于对照 3 s，或凝血酶原活动度小于 40%。

（2）肺重度纤维化和肺动脉高压。

（3）病灶周围感染性及放射性炎症，全身感染、高热大于 38.5℃者。

（4）肝、肾、心、肺、脑功能不全者：严重贫血、脱水及营养代谢严重紊乱、恶性胸水等短期内无法纠正或改善者。

（5）一周内实施抗凝治疗和（或）抗血小板药物。

（6）美国东部肿瘤协作组（ECOG）体能状态评分大于 2 分者；合并其他肿瘤并广泛转移，预期生存小于 6 个月者。

（三）围术期处理

1. 术前准备

（1）影像学检查：距前次检查超过 1 个月者须复查胸部强化 CT 或 PET-CT。

（2）辅助检查：血常规、大小便常规、凝血功能、肝肾功能、血糖、肿瘤标记物、血型等检查，心电图、肺功能、心脏彩超等。

（3）病理检查：原发性肺肿瘤者消融前应活检明确

诊断。如影像学表现典型转移瘤特征，原发瘤病理已明确，常不需活检。

（4）术前备好麻醉、镇痛、镇咳、止血、扩血管、降压、抢救药品及各种监护设备。

（5）患者及/或家属（被委托人）签署知情同意书。

2.麻醉与消毒

根据患者选择全身麻醉或局部麻醉。

3.术后处理

术后24~48 h拍摄胸片或CT扫描，观察是否存在并发症并及时处理。

（四）消融操作

1.术前计划

（1）确定肿瘤病变区域（gross tumor region，GTR）。GTR的含义：影像学上界定的病灶解剖位置、平面大小、三维形态、与邻近器官的空间关系和肿瘤浸润范围。

（2）体位、穿刺点及穿刺路径。

（3）根据GTR，初步制定天线数量、消融时间、功率等参数。

2.肿瘤穿刺

沿着穿刺路径采用"三步法"（①进入肺组织前，

②接近靶病灶时，③穿刺入靶病灶）逐层穿刺，CT扫描观察天线是否到达预定消融靶区。

3.肿瘤消融

根据GTR采用"单次单点、单次多点"等模式对靶组织消融。

4.过程监测

消融过程中CT监测消融天线是否移位、是否达到预定消融范围、是否有出血、气胸等并发症。

5.消融后验证

根据"消融后靶区（post ablation target zone，PTZ）"进行验证。PTZ的含义：热消融过程中，由于热的生物学效应可导致GTR及周围正常肺组织热损伤，消融后在CT上表现为"磨玻璃影"，在病理上PTZ范围内的组织为凝固性坏死，当PTZ边界超过GTR边界5~10 mm可达到完全消融。

（五）并发症处理

1.不良反应

（1）疼痛：对症处理。

（2）消融后综合征：是主要症状为低热、乏力、全身不适、恶心、呕吐等，一般持续3~5 d。一般对症处理即可。

2.并发症及处理

（1）气胸：气胸是消融后最常见并发症，发生率为10%~60%。大部分可自愈。肺体积压迫大于30%或症状明显应取胸腔闭式引流。

（2）胸水：发生率为1%~60%，多可自行吸收，需穿刺/置管引流者占1%~7%。

（3）出血：主要表现为咯血、血胸，严重者可致失血性休克和急性呼吸衰竭。①咯血：少量咯血多可借助微波消融高温止血，大咯血发生率较低。术后咯血多可自限。保守治疗无效者可行DSA造影栓塞或剖胸探查。②血胸：穿刺过程中损伤胸廓内动脉、肋间动脉或其他动脉后容易造成血胸。根据血胸程度选择密切观察和积极保守治疗，无效者可行DSA造影栓塞或剖胸探查。

（4）肺部感染

发生率1%~6%。若长时间高热应通过胸部CT、血常规等进行确诊。肺部感染者可根据痰液、血液或脓液培养结果调整抗生素。肺部或胸腔形成脓肿者应置管引流并冲洗。

（5）其他少见并发症

支气管胸膜瘘、急性呼吸窘迫综合征、神经损伤等，需根据具体情况特殊处理。

（六）疗效评估

1.随访

消融后第一个月复查胸部增强CT和肿瘤标志物，以后每3个月复查一次。胸部增强CT是评价消融效果的标准方法，必要时可选择PET-CT。

2.术后影像学表现及疗效评估

（1）CT影像学表现：①完全消融（出现下列任何一项）：a.病灶消失；b.完全形成空洞；c.病灶呈纤维化疤痕；d.消融灶增强CT扫描无强化征象或/和PET-CT肿瘤无代谢活性。②不完全消融（出现下列任何一项）：a.空洞形成不全，增强CT扫描存在强化或/和PET/CT显示肿瘤代谢活性；b.纤维化周围或边缘增强CT扫描强化或/和PET/CT显示肿瘤代谢活性；c.实性结节，大小无变化或增大，增强CT扫描存在强化或/和PET/CT显示肿瘤代谢活性；d.活检发现肿瘤细胞。③局部进展（有以下任一类型）：a.病灶增大10 mm，CT显示不规则或内部强化范围增大，PET-CT上FDG摄取明显增大；b.局部出现新的病灶，CT上新出现强化征象和/或 PET/CT上新出现 FDG 摄取明显增高；c.活检发现肿瘤细胞。

（2）临床疗效评估：技术成功和安全性评价至少随访6个月；初步、中期和长期临床疗效评价至少随访1年、3年和5年。姑息消融者主要观察患者生存质量的改善情况、疼痛缓解情况（疼痛评分评估）、药物用量等。

（七）联合治疗

肺脏恶性肿瘤消融后多需联合其他治疗技术，外科、化疗、放疗、分子靶向药物和免疫治疗等。

三、肝脏肿瘤微波消融治疗

（一）适应证和禁忌证

1.绝对适应证

指单纯通过超声/CT引导经皮穿刺途径即可完成微波消融者。

（1）肝功能 Child-Pugh B 级以上，无严重肝肾心脑等器官功能障碍。

（2）凝血功能：血小板计数大于 50×10^9 /L，PT延长时间小于正常对照3 s。

（3）直径小于等于 5 cm 的单发肿瘤；数目少于3

枚、最大直径小于等于3 cm的多发肿瘤。

（4）早期小肝癌：①肝门部等较深部位；②不能/不愿接受手术治疗者；③切除（含肝移植）后复发；④肝移植供体等待期控制肿瘤进展。

（5）无血管、胆管侵犯或肝外脏器转移。

（6）肿瘤距空腔脏器、肝门部肝总管、左右肝管距离至少5 mm。

2.相对适应证

对于下列不可/拒绝外科切除的肝肿瘤患者，不建议直接微波消融。推荐人工胸水、人工腹水等液体隔离技术辅助下的经皮穿刺微波消融；腹腔镜辅助或开腹途径下的微波消融；联合外科切除或经TACE/HAIC、无水乙醇注射、粒子植入、放疗、靶免药物等降期或转化治疗后再评估微波消融可行性。

（1）直径大于5 cm大肝癌。

（2）高危部位肝癌：肿瘤距离膈肌、肝周空腔脏器、肝门部主要管道结构距离小于5 mm，尤其直接浸润、粘连者。

（3）肿瘤数目大于4个以上，消融范围小于1/3肝脏体积者。

（4）伴有肝内血管/胆管侵犯或肝外器官转移者。

3.禁忌证

（1）位于肝脏脏面，其中1/3以上外裸的肿瘤。

（2）肝功能Child-Pugh C级，TNM Ⅳ期或肿瘤呈浸润状。

（3）近期有食管（胃底）静脉曲张破裂出血。

（4）弥漫性肝癌，合并门脉主干至二级分支癌栓或肝静脉癌栓。

（5）主要脏器严重功能衰竭。

（6）活动性感染尤其是胆系炎症等。

（7）不可纠正的凝血功能障碍及血象严重异常的血液病。

（8）顽固性大量腹水、意识障碍或恶病质。

（9）ECOG分级大于2级。

（二）术前准备和围手术期处理

1.术前准备

（1）病史采集

既往病史、治疗情况、与肝硬化有关病变、有无合并严重伴发疾病及长期全身化疗或应用激素等病史。

（2）术前检查

①常规检查：a.血、尿、粪常规化验，肝功能、肾功能、血糖、电解质、凝血酶原时间、肝炎血清标志物、肿瘤标记物、梅毒抗体、HIV 抗体等；b.胸部 X 片/CT、心电图、超声等；c.特殊情况下超声心动图、肺功能、骨扫描；d.肝硬化较重者根据情况选择胃镜或上消化道钡餐检查；e.如CT或磁共振等重要影像检查超过一个月，建议重新复查。

2.术前治疗

根据患者全身状况、血液化验及影像检查等予以针对性处理。包括：①改善凝血机能；②保肝、退黄、去腹水、抗病毒等治疗；③营养支持和伴发病治疗；④既往有过胆肠吻合、胆道支架植入术、肝内胆管扩张以及常发胆道感染者预防性应用抗生素。

3.术后处理

监测生命体征及腹部体征变化，根据不同情形采取术后治疗：①全麻者术后常规吸氧，复苏6 h后开始少量进水或稀饭；②必要的保肝治疗、止血药物；③易发胆道或消融灶感染者给予广谱抗生素1~3 d；④肿瘤较大或一次性消融肿瘤数目较多者，给予制酸药物至恢复饮食；⑤大肝癌、一次性消融4枚以上多发性肝癌以及贴紧肝门者，术后可予小剂量、短程糖皮质激素。

（三）常用操作方法

1.超声引导经皮穿刺肝肿瘤消融术

（1）结合最新肝肿瘤CT/MR选择超声引导下经皮穿刺的合理路径及体位。

（2）麻醉：局麻，静脉麻醉或全麻。

（3）根据肿瘤大小选择1~2靶天线，超声引导下经皮穿刺将微波针穿刺至瘤内预定位置，天线尖端应至少抵达肿瘤远侧缘。

（4）按预设方案进行消融，气化回声整体覆盖肿瘤后结束消融，烧灼针道缓慢退针。

（5）观察肝周及腹腔有无积液、积血，无异则腹带包扎结束治疗。

（6）大肿瘤或多发肿瘤可根据情况实施多位点、多针道、多层面及多角度消融。

2.CT引导下经皮穿刺肝肿瘤消融术

（1）术前CT扫描确定病灶的位置、大小、形态、与邻近器官关系。

（2）选择合适体位、穿刺点及穿刺路径。

（3）经皮逐层穿刺，CT扫描观察天线是否到达预定消融靶区。

（4）根据肿瘤的大小和部位，选择合适消融参数（功率、时间）进行靶组织消融。

（5）术中CT监测消融天线是否移位、是否达到预定消融范围、是否存在出血、气胸、膈下游离气体等异常表现。

3.腹腔镜辅助下肝肿瘤消融术

包括腹腔镜辅助直视下和腹腔镜超声引导下消融两种方式。

（1）麻醉成功后铺单，建立气腹。

（2）腹腔镜探查以明确肝肿瘤与周围脏器关系，并予以分离或保护。

（3）腹腔镜超声探头引导下天线穿刺；突出肝包膜肿瘤可选直视下肿瘤穿刺。

（4）按照常规参数设置进行消融；超声下病灶气化回声带覆盖肿瘤及周围0.5~1.0 cm肝组织；或直视下肿瘤表面及周边正常肝组织变色坏死后结束消融。

（5）检查术野、撤气腹；拔出 trocar，缝闭戳孔。

（四）常见术后并发症

1.全身及局部反应

（1）类感冒样综合征

包括头痛、头晕、乏力、午后发热、纳差等不适。如果伴有寒战则应排除高感染。非感染者通过物理降温、吲哚美辛栓纳肛或口服退热剂等退热治疗。

（2）局部疼痛

消融后多伴有腹部疼痛且与体位有关，一般给予镇痛药物即可。如果腹部疼痛伴明显腹膜刺激征，必须排除消融损伤周围空腔脏器可能。

（3）术后恶心、呕吐、腹胀、呃逆等

主要与消融时高温刺激导致腹腔内自主神经紊乱、麻醉药物或术后所用药物反应等因素有关，可适当给予止吐药物。如果上述症状不减反重且伴有腹胀、腹痛、排便排气不畅等消化道症状，必须排除胃肠道或胆囊穿孔。呃逆大多发生于膈顶部肿瘤消融时，系高热损伤膈肌或膈神经所致，一般采取对症治疗即可。

2.术后并发症

（1）针道出血

肝肿瘤消融后针道出血是最严重并发症之一，重者可导致患者死亡。引起消融后针道出血的主要因素包括：①穿刺过程中损伤较粗血管；②存在出血的高危因素。术前做好血交叉、备血，如为动脉出血可在DSA下确认并封堵，静脉出血可先行保守治疗，无法控制则尽快剖腹探查。

（2）消融灶或胆道感染

发生率在0.3%~3.6%，常见于既往有胆肠吻合、胆道支架植入术、肝内胆管扩张等患者。在经验应用广谱抗生素同时行细菌培养和药敏试验。未形成肝脓肿者可通过敏感抗生素和营养支持加以控制；如形成脓肿，必须穿刺引流、抗生素冲洗脓腔。

（3）气胸、胸腔积液、血胸、肺部损伤和肺部感染

大多发生于膈顶部肿瘤微波消融时。如肺压缩超过30%或呼吸困难明显者应立即给予胸腔闭式引流。胸腔积液引起呼吸不畅，应行胸腔穿刺引流。根据血胸程度密切观察和积极保守治疗，无效者可行DSA造影栓塞或剖胸探查。肺部感染主要通过抗生素控制。

（4）膈肌损伤

膈肌损伤引起较重并发症主要包括胆道胸膜瘘或胆道支气管瘘。前者通过胸腔置管引流可缓解，而后者如

引流不利则通过开腹或经胸找到损伤部位，予胆道结扎或消融灶切除、膈肌修补等。

（5）空腔脏器损伤

微波消融时灼伤或穿刺中损伤胆囊、胃肠等空腔脏器，造成破裂穿孔，胆汁或肠液发生内漏或外漏，引起化学性或细菌性腹膜炎，重者甚至发展为感染性休克甚至造成死亡。胆囊损伤应及时开腹或腹腔镜下行胆囊切除、腹腔冲洗。胃壁和小肠损伤可开腹行胃壁修补、部分胃切除加一期胃空肠吻合术，如损伤确诊较晚或损伤范围较大，可胃空肠造瘘。大肠损伤可据病情选择损伤肠段切除加一期吻合。切除损伤肠管后造瘘、二期吻合回纳模式更为稳妥。

（6）胆管损伤

穿刺过程中损伤沿途胆管、高温长时间烧灼胆管，或消融灶压迫胆管等均可致阻塞性黄疸。可予保肝、退黄药物处理，同时短期用小剂量激素（如地塞米松）。如肝内胆管扩张，则须ERCP或PTCD胆汁引流。

（五）疗效评估和随访

肝肿瘤消融治疗后，应常规进行临床随访和影像学复查。

1.疗效评估

一般推荐治疗后1个月复查肝增强CT/MRI或超声造影（首推MRI），同时辅之肿瘤血清标志以评价消融疗效。

（1）完全消融（CR）：CT/MRI或超声造影示肿瘤所在区增强动脉期未见强化；AFP等血清学标志由异常转为正常。

（2）不完全消融（ICR）：也即"肿瘤残留"。CT/MRI或超声造影示肿瘤病灶内或边缘局部动脉期病理性强化。AFP等异常血清学标志无下降甚至继续升高。

2.临床随访

包括患者一般状态、肿瘤影像及标志物变化、体能状态评分（KPS评分法或ZPS评分法）等。

（1）一般状况评价

包括临床症状、体征及生存质量（QOF）评价等。

（2）影像及肿瘤标志物复查

术后第一个月复查肝增强CT/MRI或超声造影，以及肝功能、肿瘤标记物等，观察病灶坏死和肿瘤标记物变化。之后每3~4个月复查上述指标。两年后每4~6个月复查。

a.局部复发：首次复查影像示肿瘤完全消融，后续复查在消融灶边缘出现新病灶，且与消融灶相连。

b.肿瘤新生：肝内其他部位新发病灶。

c.远处转移：出现肝外脏器转移灶。

（3）生存评价

用肿瘤复发时间（TTR）、肿瘤进展时间（TTP）、无进展生存期（PFS）、总体生存期（OS）等指标进行生存评价。

（六）联合治疗

对初始不可/不愿外科切除，也不适合微波消融的大肿瘤或多发肿瘤，可用TACE/HAIC、靶免药物、无水乙醇、粒子植入/放疗等技术行转化治疗，然后联合外科切除或直接实施微波消融，有望获得无瘤生存或高质量状态下荷瘤生存。

四、甲状腺肿瘤微波消融治疗

（一）适应证与禁忌证

1.甲状腺良性结节

（1）适应证：需同时满足a~d条并满足d条之一者。

a.超声提示良性，通过细胞学检查或组织病理学活检确认；

b.患者无儿童期放疗史；

c.拒绝或不耐受外科手术及拒绝临床观察，并在充分知情下要求微创介入治疗；

d.同时需满足以下条件之一：①自主功能性结节引起甲亢症状的；②患者有颈部症状，美容问题要求治疗；③手术后残余复发结节，或结节体积明显增大。

（2）禁忌证：符合下列任意一条即排除。

a.巨大胸骨后甲状腺肿或大部分甲状腺结节位于胸骨后方，对无法耐受手术及麻醉者，可考虑分次消融或姑息性治疗；

b.对侧声带功能障碍；

c.严重凝血功能障碍；

d.重要脏器功能不全。

2.微小乳头状癌

适应证：需同时满足以下8条。

（1）病理学非高危亚型。

（2）肿瘤直径小于等于5 mm（对肿瘤四周均未接近包膜者可放宽至直径小于等于1 cm）。

（3）无接触或侵犯甲状腺被膜且无周围组织侵犯。

（4）癌灶非位于峡部。

（5）单发甲状腺癌。

（6）无颈部放疗史或甲状腺癌家族史。

（7）无淋巴结或远处转移证据。

（8）患者经医护人员充分告知后，仍拒绝外科手术，也拒绝密切随访。

禁忌证：符合下列任意一项即排除。

（1）病灶发生转移。

（2）癌灶短期内进行性增大（6个月内增大超过3 mm）。

（3）病理学高危亚型（高细胞亚型、柱状细胞亚型、弥漫硬化型、实体/岛状型、嗜酸细胞亚型）。

（4）对侧喉返神经功能障碍。

（5）严重凝血功能障碍。

（6）重要脏器功能不全。

（7）病灶与气管、食管、大血管、喉返神经走行区域分界不清而无法有效分离。

（二）术前注意事项

（1）对患者询问病史并进行相应体格检查。有心脑血管疾病及糖尿病者，术前应积极治疗基础疾病。

（2）术前完善各项检查，如血常规、血型、尿常规、大便常规、凝血功能、传染病、肿瘤标志物、甲状腺功能8项、PTH、降钙素、生化全套、胸部X线片、心电图、肺功能、喉镜、颈部增强CT或MR、超声造影。

（3）充分告知患者或其法定代理人患者的手术风险，并术前签署知情同意书。

（三）操作方法

（1）术前超声检查，确定病灶位置与周围组织、结构关系。根据病灶大小、位置及术前穿刺病理结果制定微波消融方案。

（2）患者仰卧位，肩部垫高，颈部过伸，充分暴露颈部，实时监测生命体征。

（3）采用2%利多卡因或其稀释液局麻或全麻。

（4）毗邻危险结构者预先注射生理盐水或灭菌注射用水进行液体分离，隔离距离至少保持5 mm。

（5）超声引导下穿刺微波消融针至肿瘤，启动微波仪，超声全程连续监视下进行消融。

（6）对于良性大体积结节建议行"移动式消融法"，恶性或体积较小的结节建议采用"固定消融法"，必要时两种消融方式互相结合，进行多点叠加消融。

（7）对含有囊性成分结节，可酌情抽取部分液体成分使结节体积缩小后再进行微波消融。

（8）目标病灶完全被强回声气化区覆盖、CDFI显示结节内无血流信号后停止消融。

（9）术后观察伤口是否肿胀，并按压止血。

（四）并发症处理

（1）出血：如出现颈部小血管出血，采用超声探头压迫数分钟，必要时应对可疑出血部位进行消融止血。对于大血管的误损伤出血，先行压迫止血，如不能有效控制，技术外科手术止血。

（2）疼痛：患者在消融术中及术后，颈丛神经刺激可出现后枕部放射性疼痛，多数患者无需用药，个别疼痛严重的患者需对症治疗，通过暂停消融，追加麻药、颈丛神经阻滞、使用止痛药物等方法进行针对性止痛。

（3）神经损伤：消融操作不当可引起喉上神经和喉返神经损伤。单侧喉返神经受损可造成声音嘶哑、呛咳等症状，大部分可在数月后完全恢复，鲜见危及生命或迟发并发症；双侧喉返神经损伤引起呼吸困难甚至窒息，则需紧急气管插管或气管切开；喉上神经损伤引起的环甲肌麻痹可致发声疲劳及音调低钝，可予激素或营养神经药物治疗。

（4）皮肤灼伤：少部分患者在消融中出现皮肤灼伤，表现为皮肤颜色变化和轻度疼痛不适，可在术中预防性使用冰袋，如出现皮肤灼伤可给予对症处理，多于2周内愈合。

（五）疗效评估

（1）影像学评估：建议微波消融后第1、3、6、12个月行影像学检查（推荐超声造影），观察消融灶坏死、吸收情况，并计算消融灶的体积及缩小率，①结节体积缩小率（nodule volume reduction rate，VRR）＝[（治疗前体积–随访时体积）/治疗前体积]×100%。

（2）甲状腺功能变化：仔细评估甲状腺功能及必要时检测相应的肿瘤标志物，内容包括T3、T4、FT3、FT4、TSH、TG等。

（3）随访期间记录患者微波消融治疗前后的主观症状，包括颈部肿胀感、吞咽不适、疼痛、声音嘶哑等。

（六）联合治疗

（1）联合TSH抑制疗法可能是分化型甲状腺癌减少复发的重要因素。

（2）对于体积较大的甲状腺良性囊性或囊实性（囊

性为主）结节也可采用微波消融联合无水乙醇或聚桂醇硬化治疗。

五、乳腺结节微波消融治疗

（一）适应证和禁忌证

1.适应证

（1）单侧乳腺少于3个结节，结节直径小于3 cm，大于等于3个时可分次消融。

（2）超声 BI-RADS 评分为 3~4 分，活检证实为良性。

（3）存在可能与乳房肿块有关的局部疼痛、不适或压迫症状，或存在明显心理压力，但拒绝外科切除者。

（4）病灶与皮肤或胸壁距离大于0.5 cm。

2.禁忌证

符合以下任意一条的患者：

（1）有CEUS药物禁忌证的患者。

（2）孕妇或哺乳期。

（3）凝血功能障碍或急性严重肺功能不全或心脏功能障碍。

（4）假体植入者。

（5）穿刺活检病理诊断结果为恶性，或诊断不明确，不能排除分叶状肿瘤、乳头状瘤、不典型增生、硬化性腺病。

（6）超声引导下无法避开较大血管、乳腺主导管者。

（二）术前准备

（1）术前均通过乳腺超声、磁共振成像、X线片、触诊等方式明确乳腺结节位置与大小。

（2）了解基础疾病，评估心、肺功能；完善血常规、凝血功能、血液生化、血清四项、心电图等检查；停用抗凝药物或活血化瘀中药大于等于7天。

（3）完善粗针穿刺病理活检。

（4）签署知情同意书。

（三）操作步骤

（1）一般采用仰卧位或侧卧位。

（2）常规消毒、铺巾，采用2%利多卡因或其稀释液进行局部浸润麻醉或全麻。必要时建立"液体隔离带"。

（3）超声全程监视下消融针沿肿瘤最长径进针，插入肿瘤的最深位置，到达肿瘤边缘，沿长轴移动式、反复消融直至完全覆盖整个肿瘤，结束消融。

（4）关闭消融仪，拔出消融针，消毒穿刺点皮肤，并对穿刺点进行包扎，予以适当保护。

（四）并发症处理

（1）疼痛：消融后 24 h 内，部分患者穿刺点或消融部位可出现疼痛。一般 24 h 内可自行缓解，无需特殊用药，疼痛严重者需止痛对症治疗。

（2）消融区肿胀：消融后 2~3 d，局部消融区可出现水肿，1 周内会自行消退，可观察，无需特殊处理。

（3）恶心：局部麻醉后，极少数患者可出现恶心，甚至呕吐，其中大部分患者可耐受，一般可随时间自行缓解，症状严重者可给予对症治疗。

（4）血肿：消融区域出血者，予局部加压包扎至少 24 h，若局部血肿无扩大，可观察。经压迫无缓解的活动性出血者应及时切开止血并清除血肿。

（5）发热：若体温超过 38.5℃，应注意是否存在消融肿瘤感染。若术后出现伤口红肿，应采取术后伤口感染常规治疗处理：未形成脓肿者给予抗感染、伤口换药，形成脓肿者予以切开引流。

（6）皮肤烫伤：对于轻度烫伤者，予局部 0.9% 氯化钠注射液冲洗，必要时局部涂烫伤药膏，严重烫伤者可给予植皮。

（7）气胸：一般由于乳房深部肿瘤活检或穿刺误伤所致，及时诊断是关键，按照气胸治疗常规处理。

（8）脂肪液化：范围较小的脂肪液化，无需特殊处理；范围较大者可穿刺抽液。

（五）疗效评估

（1）首次疗效评估建议在消融后3个月内完成。一般采用超声造影或增强MRI评价消融范围。超声造影显示乳腺纤维腺瘤内完全无增强，呈"空洞征"为完全消融，之后定期随访。

（2）若纤维腺瘤未达到完全消融，可再次消融或定期随访复查。

（3）应定期随访至少1年，指标包括乳腺纤维腺瘤体积缩小率及消融灶硬度。

六、子宫肌瘤微波消融治疗

（一）适应证与禁忌证

1.适应证

符合以下全部条件的患者：①经磁共振成像（magnetic resonance imaging，MRI）和超声检查明确诊断的子宫肌瘤，并伴有经量增多、继发性贫血、邻近器官受压、慢性腹痛等症状之一者；②子宫肌瘤分级符合国际妇产科学会（federation international of gynecology and obstetrics，FIGO）分级标准0-6级；③无围绝经期征象、强烈希望保留子宫并拒绝外科手术切除或其他治疗方法者；④有安全的经腹壁或阴道穿刺路径；⑥肌壁间子宫肌瘤均径（前后径+上下径+左右径）/3大于5 cm且小于10 cm，黏膜下子宫肌瘤均径大于2 cm，宽蒂的浆膜下子宫肌瘤蒂宽大于3 cm。

2.绝对禁忌证

①患子宫恶性病变者（子宫肉瘤、宫颈癌、子宫内膜癌或卵巢癌等妇科恶性肿瘤）；②短期内迅速生长、有恶变可能的子宫肌瘤；③月经期、怀孕期、哺乳期或绝经后妇女；④未来有生育要求者；⑤子宫肌瘤FIGO分级为7级者；⑥无安全的经腹或经阴道穿刺路径（病灶与肠道、膀胱、大血管等重要器官粘连而无法分开者）；⑦急性盆腔炎症未被控制者；⑧心、肝、肾等重要脏器功能障碍；⑨严重贫血、出凝血功能障碍，血小板小于$50×10^9$/L，凝血酶原时间大于25 s，凝血酶原活动度小于40%。

3.相对禁忌证

（1）肌壁间子宫肌瘤均径大于10 cm，各切面无法在超声仪上完整显示者。

（2）肌瘤位于子宫下段或宫颈处且直径大于10 cm，预计治疗后子宫肌瘤缩小50%后肌瘤均径仍大于5 cm，治疗后肌瘤不能经阴道自然排出，压迫或贫血症状不能有效改善者。

（二）围术期处理

（1）了解病史及知情告知：包括有无经量增多史、盆腔手术史、感染史、高血压、糖尿病、抗凝药物使用史、心脏起搏器、患恶性肿瘤病史等。向患者详细告知经皮微波消融治疗的原则及方法、优势与不足、预期疗效、潜在的并发症及副作用、目前可供选择的其他治疗方法等。

（2）完善术前检查：建议行宫颈液基薄层细胞学检查（thinprep cytologic test，TCT）、胸片、盆腔MRI、盆腔超声及超声造影、心电图、肺功能、血、尿、便常规、血液生化检查、出凝血功能、血CA125及CA19-9定量检测。

（3）严格掌握无菌的宫腔内侵入性操作，如需经阴道路径入路，或需于宫腔内置入导管应事先检查阴道洁净度，若洁净度高于Ⅲ°，待治疗好转后再行消融治疗，以预防术后宫腔（盆腔）或术区感染。

（4）如有宫内节育器需取出，并消炎止血后方可进行治疗。

（5）避开月经期、排卵期及月经前期，最好在月经干净3 d后，排卵期前，或者排卵后月经前1周内治疗。

（6）由患者本人或其授权人签署相关医疗文书（微波消融治疗同意书、超声造影授权同意书、组织活检知情同意书、麻醉知情同意书等）。

（7）填写子宫肌瘤症状及与健康相关生活质量问卷调查表，以评估患者临床症状严重程度及生活质量。

（8）进行饮食指导，手术前日进少渣、易消化、产气少食物，术前禁食水6 h，有严重便秘者可口服缓泻剂导泻清理肠道，以减少气体对声像图的干扰。

（9）治疗前半小时插导尿管（夹闭），保留膀胱内尿液。

（10）黏膜下肌瘤患者，可于治疗开始前向患者阴道内填塞浸泡冰盐水的大纱球2~3枚，以预防消融术中微波热气泡经阴道流出造成阴道黏膜灼伤，也便于术后即刻观察阴道有无出血。

（11）有盆腔粘连或曾行子宫肌瘤剔除术者可于消融天线（电极）置入前于超声引导下向腹腔内注液（在子宫及肌瘤周围注射无菌0.9%氯化钠溶液或5%葡萄糖溶液）以形成隔离带隔离子宫和肠道、膀胱、卵巢等重要器官，但需注意，制作人工腹腔积液仍不能绝对避免肠道热损伤。

（12）对于术前检查怀疑子宫肌瘤变性或肌瘤内血供异常丰富者建议消融前经皮穿刺组织活检送病理检查，而后沿穿刺活检针道向子宫肌瘤内植入微波天线进行消融治疗。活检时应尽量减少穿刺次数，通常采用16 G组织切割活检针穿刺1针取出的组织标本量可满足常规病理诊断需求。

（三）操作方法

（1）术前半小时插导尿管并夹闭。患者仰卧位，充分暴露腹部。常规超声下多角度、多切面扫查腹部，寻找病灶，确定穿刺点及进针路径。原则上进针路径应选择表皮与病灶最近途径并能到达病灶中心处。应注意避开膀胱、肠道、网膜、大血管，并尽可能避开子宫内膜。

（2）术前应进行超声造影检查，评价病灶血供状态，并留存图像。

（3）常规消毒、铺巾。由麻醉医师进行麻醉，应采用静脉麻醉和0.1%利多卡因局部麻醉。

（4）术中应监测患者的血压、脉搏、心率、血氧饱和度等生命指征。

（5）探头表面涂适量耦合剂，套无菌探头套。在常规超声引导下经皮穿刺向子宫肌瘤内植入微波天线，针尖距肌瘤远端约5 mm为宜。对于平均直径小于5 cm或乏血供子宫肌瘤植入1根天线，而平均直径大于5 cm或富血供子宫肌瘤植入2根天线。设置微波输出能量50 W或60 W，消融时间300~600 s（依据子宫肌瘤大小和病灶血供状况而定）进行消融。对于非球形肌瘤，在控制消融区域范围最小的前提下沿长轴收回微波天线或重新插入未消融区进行下一次消融。消融过程中超声实时监测子宫内回声变化，当高回声覆盖整个结节时停止微波辐射。

（6）术后即刻应用超声造影对消融效果进行初步评估。一旦在病灶内发现灌注，立即进行补充治疗。

（7）消融结束后确认微波辐射停止，拔出微波电极，清理穿刺点皮肤，局部加压包扎。观察导尿管流出的尿液颜色，无异常可拔出导尿管。

（四）并发症处理

1.疼痛

少数患者术后8 h内出现下腹部疼痛，多表现轻微且多为自限性，无需治疗。部分患者疼痛不能自行缓解，可针对性止痛，对症处理。坏死组织堵塞宫颈口造成持续性剧烈腹痛，则需采取措施钳出坏死组织，疼痛即可缓解。有大量坏死组织排出期间应用抗生素预防感染。

2.阴道排液

黏膜下子宫肌瘤患者术后可出现阴道排液，呈无色、粉色或红色，多在1~3周内自行消失。

3.阴道黏膜烫伤

少部分患者在消融过程中出现阴道黏膜烫伤，可能为消融过程中热气沿子宫内膜流动至阴道所致。术前预防性阴道内填塞冰盐水浸泡棉球可减少并发症发生。

4.感染

与消融后坏死组织或治疗中未严格遵循无菌原则下使用宫内器械有关，表现为全身发热，术后常规应用抗生素可避免。

5.肠道损伤

超声引导下微波消融术具有高靶向性，故肠道损伤的发生率低，术前严格掌握适应证，避免穿刺路径经过肠道即可预防。术后若发现肠道热损伤应及时抗炎及外科治疗。

（五）疗效评估

（1）影像学评估：影像学检查作为子宫肌瘤微波消融术后疗效的主要评价指标，首选超声影像学检查。消融后可即刻行超声造影评估消融效果，消融率＝坏死区/消融前体积×100％。建议微波消融治疗后的第3、6、12个月行影像学检查，观察消融灶坏死、吸收情况，并计算消融灶的缩小率。子宫肌瘤体积（fibroid volume，FV）＝4/3πr^3[r＝（长+宽+高）/6]，子宫肌瘤体积缩小率（fibroid volume reduction rate，FVRR）＝[（治疗前体积–随访时体积）/治疗前体积]×100％。

（2）血红蛋白浓度：子宫肌瘤消融期间需要仔细评估血红蛋白浓度，血红蛋白浓度增长率＝[（随访时血红蛋白浓度–治疗前血红蛋白浓度）/随访时血红蛋白浓度]×100％。

（3）症状随访：随访期间记录患者微波消融治疗前

后的主观症状，包括疼痛、阴道排液等，以及与健康相关的生活质量，具体可参考UFS-QOL量表。

（六）联合治疗

1.腹腔镜联合微波消融术

腹腔镜可直接观察患者子宫肌瘤的形态，并对肌瘤周围的肠道、筋膜及脏器等进行分离，保护子宫周围组织。对于壁间肌瘤或既往手术引发肠道粘连的患者，单纯超声引导并不能进行精确的消融操作，可能会引起肠道或筋膜热损伤的情况。一些研究已证明腹腔镜联合超声引导经皮微波消融术治疗子宫肌瘤有较好的疗效及安全性。

2.HIFU联合微波消融术

高强度聚焦超声消融（HIFU）对直径较小的子宫肌瘤具有良好的治疗效果，但对于直径较大的瘤体，常存在难以完全消融的缺点。HIFU联合微波消融可有效缩小较大的子宫肌瘤，消融速度快且安全性好，优于单独聚焦超声消融治疗。

3.注射硬化剂联合微波消融术

对于平均直径大于5 cm或形状不规则的子宫肌瘤，一次性微波消融难以使病灶完全坏死，而多次消融会增加病灶周围正常组织损伤的风险。无水乙醇、聚桂醇是常用的瘤内注射硬化剂。有研究报道，微波消融联合无水乙醇治疗能使肿瘤坏死更为迅速，彻底。微波消融联合注射硬化剂治疗子宫肌瘤可以提高临床疗效，维持患者正常内分泌状态，改善患者生育结局，具有较高的安全性。

4.中药治疗联合微波消融术

子宫肌瘤可归属于中医学"石瘕""癥瘕"等范畴，多由脏腑不和，气机阻滞，瘀血内停所致。治法以化瘀消癥为主，多选用软坚散结、破积消癥类药物。临床观察表明，超声引导经皮微波消融联合中药治疗子宫肌瘤是一种安全微创、疗效肯定的综合治疗手段，但长远疗效尚有待进一步观察。

七、骨与软组织肿瘤的微波治疗

(一)适应证和禁忌证

1.适应证

（1）因各种原因（如高龄、基础疾病、解剖位置等）不适合外科手术或拒绝行外科手术的患者。

（2）良性骨与软组织瘤（如骨样骨瘤、软骨瘤、成软骨细胞瘤、血管瘤、纤维瘤等）。

（3）对放、化疗不敏感的恶性骨与软组织肿瘤。

（4）手术切除后残留或术后复发的骨与软组织肿瘤。

（5）采用多种治疗方法后局部病灶控制欠佳的骨与软组织肿瘤。

（6）外科手术中的辅助治疗（如保肢手术等）。

2.禁忌证

（1）患者全身状况差、恶病质，预计生存期小于3个月。

（2）心肺等重要脏器功能障碍无法耐受微波消融手术。

（3）有严重出血倾向或凝血机制障碍的患者。

（4）肿瘤包绕侵犯重要的血管、神经或特殊组织结构。

（5）预计消融后有较大可能发生病理性骨折者。

（6）肿瘤表面皮肤感染、破溃。

（7）病理性骨折已造成大范围肿瘤污染。

（二）围术期处理

1.术前检查

（1）明确诊断，包括组织病理学诊断和疾病分期分级。

（2）对于临床确诊的多发转移瘤或具有典型影像学

特征的骨肿瘤或肿瘤样病变，可在患者或家属知情同意前提下消融治疗同步进行活检。

（3）术前2周内增强CT或MR检查，必要时采用PET-CT，尤应注意肿瘤与周围重要血管、神经以及其他重要结构的关系。

（4）血常规、尿常规、凝血功能、生化检查、肿瘤标志物检查、血型等血液检查。

（5）心电图检查。罹患特殊疾病或存在基础疾病患者的相关检查。

2.术前准备

术前7 d停用抗血小板聚集药物及抗凝类、活血类等药物，全麻者术前6 h禁食水。常规治疗伴发疾病。

3.术中措施

术中需监测血压、脉搏、血氧饱和度等生命体征变化，注意观察治疗部位局部皮肤情况，必要时需给予局部皮肤保护；局麻患者术中应予镇痛治疗。

（三）操作方法

1.外科术中的微波消融治疗

（1）充分分离显露部分正常骨干、肿瘤、瘤段骨及其周围重要血管神经。微波消融针置入肿瘤内，设定功率进行消融。达到安全界限后，在瘤段骨与正常组织间置入循环降温袋，导入冷生理盐水以保护周围正常组织，同时顺铂纱布或湿纱垫加以保护肿瘤周围组织。

（2）微波消融后切刮肿瘤及周围坏死组织，更换手术器械及加铺敷料单，视骨质的坚固程度进行骨缺损重建。可选用自体骨、异体骨、同种异体脱钙骨基质骨粒复合骨水泥、加压钛钢板螺钉或吻合血管的自体骨移植加固灭活后的瘤段骨结构。

2.影像引导下经皮穿刺微波消融治疗

（1）体位：穿刺过程需严格固定患者体位，以方便临床穿刺操作为原则。体位选择与固定应综合影像学资料和患者情况，同时兼顾麻醉的要求。

（2）扫描定位：体表贴附定位标记后行CT扫描，拟定穿刺点及进针路线。

（3）穿刺：建议采用分步式穿刺法，或在导航设备引导下按照规划路径将微波消融针置于指定区域。成骨性肿瘤或需要穿透骨皮质时，可利用同轴骨活检装置配合微波消融针进行消融。

（4）消融：选定合适消融功率及时间，较大肿瘤可以双针消融。椎体肿瘤消融时，可先于病变平面硬膜外穿刺注入隔离气体或液体，必要时可注入少量造影剂对比显示，及时补充保护介质或置入温度检测探针实时监测消融边缘温度。软组织瘤消融时按适形消融原则布针，并采取适当保护措施以保护邻近组织结构。

（5）消融过程中密切观察有无肢体抽搐、疼痛等症状，有无肢体活动障碍或皮肤灼伤。靠近关节者，治疗中需注意保护关节。对于术后易发生病理性骨折的溶骨性病灶，完成消融后可通过骨穿刺针鞘注射一定量骨水泥。

（6）术后监测体温、血压、氧饱和度等生命体征，记录尿量，观察术区皮肤情况，观察肢体有无运动、感觉功能障碍；记录术前和术后视觉模拟疼痛评分，以评估消融后疼痛反应和判断术后是否需要进一步的镇痛管理；术后酌情使用止血药物，必要时给予营养神经类药物应用，如术后合并感染需给予抗生素治疗。较大肿瘤行消融后，应注意水化和利尿处理，加速代谢物经肾脏排出，保护肾功能。

（四）并发症处理

（1）病理性骨折：发生率为 2.6%~13.3%。微波消融不仅需要考虑肿瘤消融的彻底性，还要注重保护周围组织、骨骼的成骨能力和生物学强度。内固定应用、延长患肢非负重时间等有助于减少病理性骨折发生。

（2）血管、神经损伤：一般表现为血肿或出血、肢体感觉及运动功能障碍。术中密切监测周边正常组织温度变化、患者症状并及时采取降温措施，绝大多数血管、神经损伤是可避免的。

（3）感染：一般与消融范围过大、无菌操作不严格有关。如存在液化坏死需及时充分引流并合理使用抗生素。

（五）疗效评估

包括消融效果评价和疗效评价。良性肿瘤一般以5年局部病灶无复发为随访终点，恶性肿瘤患者则以死亡作为随访终点。一般术后1、2、3个月进行CT或MR增强检查。有条件可联合行PET/CT检查。转移瘤还需检查原发部位。

消融治疗评价：术后通过影像学检查对消融区进行评估，判断肿瘤大小及活性范围变化。

完全消融：术后CT/MRI检查提示肿瘤消融区无强化病灶，或PET/CT随访示肿瘤消融区无异常放射性浓聚。

不完全消融：术后CT/MRI提示靶病灶或肿瘤消融

区仍有强化病灶，或PET/CT随访示肿瘤仍有异常放射性浓聚。

局部肿瘤进展：影像学检查提示消融区内出现新发强化病灶或异常放射性浓聚。

影像评估除了关注肿瘤体积和活性范围的变化外，还应关注有无皮质增厚、骨膜炎和/或骨膜反应、骨或软组织畸形、邻近骨髓和/或软组织水肿、皮质或髓质硬化、关节积液和滑膜炎等。肿瘤残留、局部进展或新发肿瘤者可根据患者及家属意愿再次进行消融治疗或采取其他治疗方案。

临床疗效评价：以患者一般状态（饮食、体重、精神状况）、疼痛缓解以及相关临床症状改善为主要观察指标。

（六）联合治疗

晚期骨与软组织瘤患者的治疗可能涉及多种治疗策略组合，特别是对病程较长者。治疗方式选择需将疾病组织学、分布、大小，药物对全身治疗的敏感性及副反应均考虑在内。除联合外科手术及联合静脉化疗外，还可联合局部动脉灌注化疗、骨水泥成形术、粒子植入以及靶向及免疫治疗，以求最大受益。

八、肾与肾上腺肿瘤微波治疗

（一）适应证及禁忌证

1.适应证

肾脏肿瘤：

（1）因各种原因不适合或拒绝行外科手术者。

（2）无肾静脉瘤栓或肾外转移。

（3）未侵犯肾盂或输尿管。

（4）伴肿瘤的孤立肾。

（5）双侧肾癌。

肾上腺肿瘤：

（1）不能手术切除的功能性肾上腺肿瘤。

（2）因各种原因不适合或拒绝行外科手术者。

（3）恶性肾上腺肿瘤切除术后复发。

（4）原发病灶已控制的孤立性肾上腺转移患者。

2.禁忌证

肾脏及肾上腺肿瘤：

（1）合并活动性感染且尚未有效控制。

（2）一般状况差，有恶病质，预期生存期短。

（3）全身广泛转移。

（4）肝、肾、心、肺、脑功能严重不全者。

（5）严重贫血、脱水及营养代谢严重紊乱，无法在短期内纠正或改善者。

（6）严重出血倾向或凝血机制障碍者。

（7）有高血压危象风险。

（二）围手术期处理

1.术前检查

（1）消融手术前需明确诊断，包括组织病理学诊断和疾病分期分级。

（2）术前2周内病灶部位的增强CT或MR检查。

（3）血常规、尿常规、粪常规、凝血功能、生化检查、肿瘤标志物、血型以及相关激素水平检测。

（4）罹患特殊疾病或基础疾病的相关检查。

2.术前准备

术前7 d停用抗血小板聚集药物及抗凝类、活血类等药物。对于功能性肾上腺肿瘤所致的高血压，术前2周内予以药物充分控制；无功能性肾上腺肿瘤或肾上腺转移瘤既往有高血压病史也应予以药物充分控制血压。

3.术中措施

术中需监测血压、脉搏、血氧饱和度等生命体征变化；对功能性肾上腺瘤，微波消融一定要在直接动脉连续测压监护、麻醉师的配合下进行，术中密切监测血压，警惕高血压危象的发生。

4.术后措施

短期内监测体温、血压、血氧饱和度等生命体征，观察记录尿量及尿液性状，根据视觉模拟疼痛评分，评估术后是否需要进一步的镇痛管理；术后酌情使用止血药物，如术后合并感染需给予抗生素治疗。

操作方法：

（1）常用的影像引导方式包括CT、超声及MRI。

（2）患者通常采取俯卧位，必要时也可采取侧卧位或斜卧位。

（3）于治疗侧体表贴附定位标记后行CT扫描，拟定穿刺点及进针路线，确定皮肤穿刺进针点。

（4）采用分步式穿刺方法，或在导航设备引导下按照穿刺规划路径将微波消融针置于指定区域。

（5）选定合适的消融功率及时间。注意穿刺深度及消融范围，防止损伤血管、集合系统、输尿管及其他周边重要组织结构。

（6）肾上腺瘤消融中尤需重视对血压的监测，预防肾上腺危象或及时处理。

（三）并发症处理

肾及肾上腺瘤微波消融治疗主要并发症包括：

（1）出血：表现为肾周血肿、血尿、腹腔出血、腹膜后出血。术前良好定位、术中娴熟穿刺操作技巧、充分针道消融及术后密切观察生命体征变化是预防和早期发现出血并发症的主要方法。少量肾周血肿及血尿多为自限性，经止血等对症治疗可缓解，大量出血必要时需行动脉栓塞治疗或外科手术治疗。

（2）集合系统及输尿管损伤：术中如微波天线消融区涉及肾集合系统，出血可破入集合系统，若血块阻塞集合系统导致尿路梗阻，则需放置输尿管支架或膀胱导管；输尿管损伤会导致输尿管狭窄或尿漏，但很少需要肾造瘘，通常采用放置输尿管引流管或支架加以解决，严重者需要外科重建，对靠近肾门的中央型肾癌可采用逆行或经皮顺行冷水循环灌注以保护集合系统及肾门血管免受热损伤。

（3）胃肠道穿孔：肿瘤较大且邻近相应的空腔脏器如胃肠道，行微波消融易发生胃肠道穿孔。预防措施：术前行肠道准备；当肿瘤与胃肠道分界不清时，采用局部注水或 CO_2 气体，从而分离肾上腺肿瘤与邻近胃肠道结构，以减少消融对胃肠道的损伤；术后密切观察患者有无相关症状及体征，必要时完善影像学检查，对于可疑穿孔的患者，术后禁食、禁水至少24 h，给予抑酸、生长抑素治疗，同时补充营养支持治疗。

（4）高血压危象：出现的主要原因是消融损伤了正常的肾上腺组织，从而使儿茶酚胺大量释放入血循环中，导致心动过速、心律失常、心脏后负荷的快速增加，从而导致心肌缺血、舒张功能异常、心室衰竭和肺水肿。严重的高血压危象可致中枢神经系统的出血性卒中。在消融的过程中要密切监测生命体征、血氧饱和度等，高血压危象也不容忽视。一旦发生应立即停止消融，并根据术中情况给予降压药物治疗。

（四）疗效评估

治疗结束后1、2、3个月行肾脏CT或MRI检查，必要时可行PET-CT检查，后续根据病情及复查情况进行治疗或继续定期随访。对于肾上腺肿瘤，激素的产生需要定期监测。

（1）完全消融：肾脏及肾上腺区增强CT/MR随访，肿瘤消融区无强化病灶，或PET-CT随访示肿瘤消融区无异常放射性浓聚。

（2）不完全消融：肾脏及肾上腺区增强CT/MR随访，肿瘤消融区残留强化病灶，或PET/CT随访示肿瘤区域内仍留存有异常放射性浓聚。

（3）局部肿瘤进展：影像学检查提示消融区域内出现新发强化病灶或异常放射性浓聚。

第四章

冷冻消融

一、概述

冷冻消融作为肿瘤物理消融治疗的方法之一，近年得到快速发展，它与热消融相比，主要优点有：①示踪性好，在影像学监测下冰球显示清晰，可直观、清晰地分辨消融区边界，非常利于判定病灶消融覆盖情况和避免正常组织结构损伤；②患者耐受性好，无需全麻，对肿瘤引起的疼痛具很好止痛作用；③无热传导损伤，冷冻消融形成的冰球表面为0℃，对邻近重要结构无损伤。近年来随着冷冻设备的进步和冷冻消融治疗的临床普及，大大促进了肿瘤冷冻消融治疗技术的发展。

（一）冷冻治疗的历史沿革

冷冻治疗最早可追溯到公元前3500年，公元前1500—1400年古希腊医师希波克拉底的医学校中就使用全身低温治疗。据记载中国古代华佗经常用石头槽给发热患者进行降温治疗。受限于当时科技水平，冷源温度不够低、冷冻治疗效果和冷冻治疗应用的程度都不高。19世纪后期，低温学领域有几项重要发现，包括将纯氧、空气和氮气液化绝热膨胀系统，能储存和处理液化气的真空瓶，以及应用Joule-Thomson效应制冷，均促进了冷冻疗法的发展。

1950年液氮应用于临床直接涂布于病灶治疗各种皮肤病。1961年，美国神经外科医生现代低温手术的奠基人Irving S.Cooper与工程师合作研制了一种可调节温度的液氮冷冻治疗设备。该设备利用带有真空外层保护的同心套管，将液氮输送至探针尖端，使其温度保持在约–196℃，从而对病变组织进行冷冻治疗。冷冻疗法相继应用于治疗多种疾病，包括神经系统疾病、前列腺疾病、骨关节疾病以及皮肤疾病等。

1984年，得益于冷冻器械和设备的改良与发展，美国Gary Onik率先把超声影像监测技术用于冷冻治疗临床中。随着超声、CT和MRI等影像技术进步和广泛应用，影像学引导冷冻消融针经皮直接穿刺肿瘤，通过影像学实时或间断观察冷冻进程，精细控制冷冻范围，从而保证有效冷冻靶组织而不损伤或最大程度减少损伤正常组织，促进了冷冻消融技术快速发展。

1994年美国Endocare公司利用焦耳–汤姆逊节流制冷原理研制成功一款新型的超低温介入冷冻治疗设备——氩氦冷冻手术治疗系统（Endocare Cryo-System，简称氩氦刀）。该设备采用氩气节流制冷和氦气节流加热复温，实现快速冷冻治疗和复温拔针，主要用于肝癌、肾癌、前列腺癌、肺癌及软组织肿瘤等多种实体瘤的消融治疗。1998年该设备引入中国并在临床得到广泛应用，目前中国成为国际上肿瘤冷冻消融临床研究最活跃的国家之一。

冷冻消融治疗目前已广泛用于全身良恶性实体瘤治疗，其临床应用价值一方面对早期肿瘤可以达到根治性消融，尤适于不能耐受手术者；另一方面可作为进展性肿瘤的减瘤治疗，达到改善症状、延长生命的目的。冷冻消融联合免疫治疗效果更佳。

（二）冷冻消融基本原理

目前临床应用的冷冻消融设备主要包括以液体或气体作为媒介的设备，以气体作为媒介的冷冻消融设备效率高，具代表性者为氩氦刀系统，工作原理基于气体节流效应（Joule-Thomson效应），冷冻消融针局部温度迅速降至-140℃以下，引起瘤细胞内外冰晶形成、细胞膜破裂、消融区内微血管闭塞，导致瘤细胞缺血、坏死；同时高压氦气可在20s内使探针温度从-140℃上升至20℃~40℃，迅速复温又加重瘤细胞损伤。通过氩氦刀冷冻治疗系统对肿瘤多次冻融可增加冷冻范围、提高消融效果、灭活靶区肿瘤组织。

低于-40℃的低温可使瘤细胞发生以下改变：

（1）细胞溶解：低温可使细胞内、外形成冰晶结构。细胞内冰晶破坏细胞膜、细胞器和细胞内蛋白质等；细胞外冰晶可致细胞膜产生跨膜渗透梯度，使细胞内液外移，终致细胞脱水死亡。

（2）微血栓形成：冻融及其产生的损伤效应使局部微小血管内血小板聚集、血流停滞，血管内冰晶及微血栓迅速形成，终致肿瘤血供中断。

（3）免疫效应：近年，随着对冷冻消融技术的不断深入研究，其对机体免疫功能的影响，尤其是免疫激活作用逐步成为关注焦点，使经皮氩氦冷冻消融技术在实体瘤，尤其恶性实体瘤的治疗更具优势。

二、肺部肿瘤冷冻消融

（一）适应证

（1）TNM分期。Ⅱ期和部分Ⅲa期（T3N1M0；T1-2N2M0）非小细胞肺癌和局限期小细胞肺癌（T1-2N0-1M0），或广泛期小细胞肺癌经全身治疗控制良好，局部原发灶仍存活者。

（2）全身其他部位恶性肿瘤发生的肺转移。

（3）经新辅助治疗（化疗或化疗联合放疗）有效的

非小细胞肺癌。

（4）寡转移或多发转移病灶肺功能良好者，病灶消融数量据患者身体情况及肺功能情况评估决定。

（5）患者因高龄或基础疾病无法耐受全麻手术。

（6）影像学检查显示不能彻底切除的肿瘤。

（7）化疗或靶向药物治疗耐药者。

（8）肿瘤体积巨大，累及纵隔、心包，通过冷冻消融减瘤或需联合免疫治疗者。

（9）采用多种治疗方法，局部病灶稳定但不能消失或缩小不明显的患者。

（二）禁忌证

（1）两肺弥漫性病灶或胸膜广泛转移伴大量胸水，消融治疗无法延长患者生存期。

（2）肿瘤临近纵隔大血管穿刺困难或造影剂过敏或自身无法配合等无安全穿刺进针路径者。

（3）肿瘤包绕血管消融易导致严重出血者。

（4）FEV_1 占预计值小于40%或静息状态出现呼吸困难、需吸氧维持日常生活者。

（5）PLT小于 $70×10^9$ /L及凝血功能异常不能承受手术者。

（6）抗凝药应用者应在消融治疗前停用1周以上，短效抗凝药如利伐沙班等术前应至少停用48 h，服用抗血管生成药如贝伐单抗至少提前3周停药。

（7）预计生存期小于3个月者。

（8）患者不能自主配合手术或术后不能配合自主排痰者应慎重考虑。

（三）技术方法及操作流程

1.术前准备

（1）2周内胸部增强CT检查必要时行PET-CT检查。肺功能、心功能、实验室检查包括血、尿、便常规，普通生化，凝血常规、血栓弹力图测试，肿瘤标志物，血型、血清学术前检查等，有其他基础疾病者补充相关检查以便术前评估消融可行性。

（2）对具影像学特征的毛玻璃样早期肺癌经患者家属知情同意可先消融后活检，以降低出血大咳血风险。

（3）设备及器械：冷冻消融设备及冷冻消融针；多层面螺旋CT或MR扫描仪。多功能心电监护设备；手术相关器材、术中抢救及气管插管设备、氧气、配套温毯机。

（4）急救车及药品：麻醉、镇静、镇痛药物，止血药、降压药、糖皮质激素等以及常规急救设备（除颤仪、呼吸机等）。

（5）患者准备：术前停服抗凝及活血药物1周以上（短效抗凝药停服至少48 h），抗血管生成药如贝伐单抗至少3周；患者及家属签署手术知情同意书。术前6 h禁食、禁水，高血压和糖尿病患者可继续服用治疗药物；咳嗽明显者术前1~2 h内口服镇咳药物；建立静脉通道；训练平静状态屏气；术前心理疏导。

2.操作步骤及方法

（1）患者体位：按术前影像学选择体位，可取仰卧、侧卧或斜位。

（2）心电监护：术中实时监测血压、血氧饱和度、心率和心电图等，MRI引导时需采用磁兼容设备。

（3）术前建立静脉通道：以备术前及术中用药。

（4）持续低流量吸氧，开启温毯机保持体温。

（5）影像学引导：常规胸部CT或MR扫描，必要时术中增强扫描，显示胸部解剖结构及与肿瘤位置关系，确定穿刺进针位点和路径，规划穿刺入瘤层面、进针角度和深度，确保避开心脏、大血管及气管等重要组织结构。

（6）消毒麻醉：局部手术区常规消毒铺巾，用1%利多卡因穿刺点局麻，也可采取静脉麻醉或全麻。

（7）经皮穿刺布针：选取不同规格和数量的冷冻消融针，穿刺前对消融针进行测试确保工作正常。可行徒手定位步进式穿刺或导航设备引导下穿刺，依据术前定位扫描所设计的进针计划，将冷冻探针穿刺达预定目标，再经CT/MRI扫描确认。

3.影像学监测与术中即时评估

影像学监测：消融过程中，根据影像学显示冰球涵盖病灶情况决定是否增加冷冻时间。冷冻过程中间隔5 min行CT或MRI扫描监测冰球形成形态和涵盖病灶情况，通过调整不同部位冷冻消融针的功率形成适合病灶形态的冰球，根治性消融应使冰球边缘涵盖并超过病灶1 cm以上。消融结束后复温使消融针周围冰晶融化拔出消融针，局部皮肤穿刺点粘贴无菌敷料，行CT或MRI扫描，了解有无气胸、出血等并发症。注意不同设备、不同病灶位置和体积冷冻参数有差异，治疗过程中以影像学监测情况为主。

术中消融即时评估：推荐使用消融即刻覆盖程度分级评价标准，冰球涵盖病灶程度分为三个等级：

（1）理想覆盖（ideal coverage，IC）：消融区覆盖全部靶病灶，至少超过病灶边缘 5~10 mm 以上。

（2）完全覆盖（complete coverage，CC）：消融区完全覆盖肿瘤但未达理想覆盖。

（3）部分覆盖（part coverage，PC）：消融区未完全覆盖肿瘤。术者可根据评估结果确定是否追加或结束消融治疗。

4.术后护理

（1）监测心电、血压、血氧饱和度、心率等生命体征 12 h 以上。

（2）术后禁食 6 h、持续低流量吸氧，如无迟发性并发症发生，可适当下床活动。

（3）术后预防性用抗生素预防肺部感染。

（4）术后 24 h 复查胸片观察有无出血、气胸等，必要时复查胸部 CT 并酌情对症处理。

（5）术中及术后当天碱化尿液，防止肾功能损害。

（6）如患者咳嗽剧烈可酌情使用止咳药物。

（四）并发症及处理

（1）气胸：为常见并发症之一，发生率为 20%~40%，一般术中或术后迟发性出现。慢阻肺患者发生率较高。气胸量少于20%可不处理，合并肺气肿或肺功能不全者应抽气治疗；气胸量大于30%并持续增长或憋气症状明显时需行胸腔闭式引流。

（2）出血：少量咯血或痰中带血，可口服止血药治疗，一般3~7 d即可消失，胸腔出血量大时给予垂体后叶素或介入栓塞治疗。

（3）胸腔积液：胸膜冷冻可造成反应性胸水，CT扫描时注意鉴别活动性出血，部分患者可出现液气胸，中等或大量胸水可行置管引流。

（4）低体温综合征及冷休克：冷冻消融产生的冰球大、持续时间长可致体温下降，患者感觉体寒、类似感冒症状，给予保暖提高体温。冷休克少见，为全身性炎症反应，机制不明，与TNF-α、IL-1、IL-6释放有关，在肝脏冷冻消融治疗中较常见。

（5）消融治疗中皮肤冻伤：发生在皮肤穿刺点因冷冻消融针绝缘不良导致，穿刺点冻伤无需特殊处理，注意保护伤口清洁，常规换药可治愈。

（6）胸膜瘘：少见，主要为邻近胸膜的病灶冷冻合并感染所致，当肿瘤邻近胸膜时冷冻时间不宜过长，避免导致胸膜破坏，一旦发生则行胸腔闭式引流、抗感染、局部注射组织胶封堵或外科局部切除。

（7）肾功受损：见于瘤体大、一次冷冻面积大、肿瘤液化坏死显著者，术中静注碳酸氢钠碱化尿液，术后水化，及时检测肾功。

（8）其他如术后发热、胸痛、喘憋、恶心呕吐、一过性血压升高、心动过速及膈肌痉挛所致呃逆等临床表现，对症处理无特殊。

三、肝脏肿瘤冷冻消融

（一）适应证

（1）原发性小肝癌患者拒绝外科手术，或外科切除术后复发或再发者。

（2）转移性肝癌，病灶多发超过3个无法外科切除者。

（3）单发肿瘤直径小于等于5 cm或多发结节（不超过3个）最大直径小于等于3 cm。

（4）无血管、胆管侵犯或远处转移，肝功 Child-Pugh A或B级的肝癌患者。

（5）不能手术切除的直径大于5 cm的单发肿瘤或直径小于3 cm的多发肿瘤。

（6）巨大瘤体联合经导管动脉栓塞化疗，或行减瘤性消融。

（二）禁忌证

（1）肿瘤巨大或呈弥漫性生长。

（2）肝门部肿瘤，紧靠胆管主干或主支，合并门脉主干-二级分支或肝静脉癌栓。

（3）一般情况差（ECOG 大于 2 分），合并重要脏器严重功能障碍者。

（4）肝功能 Child-Pugh C 级，经保肝治疗无法改善。

（5）严重凝血功能障碍且无法纠正或正在服用抗凝及活血药物者。

（6）存在活动性感染，尤其是胆系感染。

（7）顽固性大量腹水。

（8）意识障碍或恶病质。

（9）存在其他部位转移瘤无法得到有效控制。

（10）患者预计生存期小于 6 个月。

（三）技术方法及操作流程

1.术前准备

参照胸部肿瘤冷冻消融章节。

2.操作步骤

（1）根据病变部位、大小选择合适体位。

（2）可行超声、CT或MRI引导与监测，在影像设备引导下设计穿刺路径及确定皮肤穿刺点并标记。

（3）术中实时监测患者生命体征。

（4）手术区域消毒、铺巾。

（5）穿刺前行冷冻消融针测试确保工作正常。

（6）依据病变部位、大小及形态，合理选择冷冻消融针数目，多针组合时按照1.5~2.0 cm间距适形排列。

（7）在影像设备的引导下，采用步进式穿刺，将单根或多根冷冻消融针准确穿刺至病灶内，并再次行影像学扫描确认位置。

（8）冷冻治疗。冷冻过程于影像设备动态监测消融范围，可灵活调整消融针功率或时间，根治性消融使冰球覆盖超过病灶边缘5~10 mm以上且不损伤毗邻的周围重要组织，单次冷冻过程持续12~15 min后，复温3~5 min，可重复进行2次。

（9）治疗结束进行上腹部扫描，检测是否存在出血、肿瘤破裂等并发症。

3.冷冻消融联合其他方法治疗中晚期肝癌

对不能手术切除的中晚期肝癌可采用联合治疗。对于直径大于5 cm的肿瘤，通过肝动脉栓塞化疗栓塞减少肿瘤血供，瘤组织的热池效应受抑再行冷消融可提高疗效。对部分瘤组织生长或侵犯管腔（门静脉、下腔静脉或胆道），可行冷冻消融联合 ^{125}I 放射性粒子植入。另外，肝癌局部冷冻治疗可与免疫治疗、靶向治疗、中医药治疗等方法联合，以巩固疗效、延长生存期。

（四）并发症防治

（1）出血：最常见并发症，严重者会致出血性休克。常有腹胀、腹痛，严重时有冷汗或血压下降及休克症状。给予血凝酶等止血药物肌注或静注，纠正休克症状，必要时行栓塞或外科止血。

（2）肝功损害：较热消融少、程度轻；损伤程度一般与消融灶范围大小、消融前肝功等因素有关。轻者口服保肝药即可恢复；重者静脉给予保肝药降酶退黄，一般1周左右将逐渐恢复或接近术前。冷冻消融治疗造成的不可逆肝衰较罕见。

（3）皮肤冻伤：肝周边靠近肝包膜的病变较易出现，冷冻消融针绝缘不良会出现穿刺位点皮肤和腹壁冻伤。要及时换药，应用抗生素等，少数需植皮。

（4）感染：多见于胆肠吻合患者，主要有肝脓肿、穿刺点感染等，预防为严格无菌操作，术后可用抗生素治疗。

（5）气胸、胸水和肺部损伤：肿瘤贴近膈顶部，穿刺时经胸膜腔造成，如有少量气胸或胸水且呼吸较平稳者可自吸收，如呼吸困难明显应置管引流。如膈肌损伤，保守治疗无效，应及时外科探查予以修补。

（6）肋间神经损伤：出现进针侧腹部疼痛，可用止痛药物对症处理。

（7）胆管损伤：穿刺过程中损伤沿途胆管所致，合并阻塞性黄疸者，给予穿刺引流或经皮肝穿胆道引流（PTCD）放置支架。

四、骨与软组织肿瘤冷冻消融

（一）适应证

（1）原发或转移性骨肿瘤不适合或拒绝外科手术者。

（2）恶性骨或软组织肿瘤已发生转移，或放、化疗及其他治疗效果欠佳。

（3）手术切除后残留或术后复发病灶。

（4）因高龄、基础病或解剖位置无法切除的局限原发或继发骨或软组织肿瘤。

（5）范围局限的骨样骨瘤、骨嗜酸性肉芽肿、良性纤维瘤、血管瘤、单纯骨囊肿、动脉瘤样骨囊肿、骨巨细胞瘤、内生软骨瘤和Ⅰ期软骨肉瘤及骨纤维不典型增生等良性骨肿瘤或肿瘤样病变。

（6）经多种治疗后局部病灶稳定但不能消失的骨与软组织肿瘤。

（二）禁忌证

（1）广泛骨转移瘤无法通过消融治疗改善病情。

（2）病灶侵犯或包绕重要血管或神经。

（3）椎体肿瘤侵犯椎管内结构，冷冻消融可能引起截瘫者。

（4）发生于颅骨、髋关节、手足骨的肿瘤谨慎使用。

（5）消融治疗穿刺部位感染。

（6）全身状况差、明显恶病质、凝血机制障碍、心肺等重要脏器功能障碍无法耐受手术或生命预期小于3个月。

（三）操作方法及流程

1. 术前准备

（1）术前2周做详细影像学检查。

（2）临床及病理学诊断：术前获得骨或软组织病变病理诊断；对临床确诊的多发转移瘤或具典型影像特征

的骨肿瘤或肿瘤样病变，在知情同意下，可与冷冻消融治疗同步活检。

（3）设备及器械：冷冻消融设备及冷冻针（MRI引导下需具有磁兼容性）；多层螺旋CT扫描仪、彩色多普勒超声仪或磁共振扫描仪；氧气、氩气、氦气或液氮；手术相关器材；多功能心电监护仪；麻醉及急救药品；气管插管、呼吸机、除颤仪等急救器材及设备；温毯机。

（4）患者准备：术前7d停用抗凝及活血药物，并于术前6h禁食、禁水。高血压及糖尿病患者可续服相关治疗药物。签署手术知情同意书，必要时给予心理疏导。

2.操作步骤及方法

（1）术中操作：根据术前影像学选择适当体位。连接多功能心电监护仪实时检测血压、血氧饱和度、心率和心电图等（MRI引导时需采用磁兼容设备），建立静脉通道。消融病灶位于胸部，给予低流量吸氧，开动温毯机以保持体温。

（2）术中定位：对病灶部位进行常规影像学检查显示肿瘤准确位置，确定体表进针点、穿刺路径，避免损伤大血管、神经等重要结构，必要时行术中增强，以确保消融手术安全实施。

（3）消毒及麻醉：手术区消毒需至少包括穿刺点周围15 cm，铺覆手术洞巾及大单。对体表穿刺点采用1%利多卡因注射液进行局麻，总剂量不超过400~500 mg，特殊情况也可用静脉麻醉或全麻。对于靠近重要神经部位肿瘤的消融需保持患者清醒，术中测试神经功能，防止损伤神经。

（4）设备测试：将冷冻消融针与设备连接后于体外进行测试，观察冷冻冰球冻融情况，确保冷冻探针正常工作。

（5）穿刺布针：在导航设备引导下或采用步进式穿刺方法进针，根据病灶所在骨骼和软组织形态及病灶硬度（成骨性或溶骨性病变），选择经骨套管针穿刺或冷冻针直接穿刺，按照术前穿刺规划进行布针达指定区域，再次影像学检查确认消融针最终位置。

（6）冷冻消融及影像学监测：冷冻消融12~15 min，复温3~5 min，一般采用2次冻–融循环过程。根据术中影像学显示的冰球覆盖病灶情况决定是否增加冷冻时间及冻融循环。冷冻消融中一般间隔5 min行CT/MR扫描或超声实时监测确定靶区冰球形成及涵盖病灶情况，通过调整冷冻消融针功率形成适合病灶形态的冰球。根治性消融时冰球边界应超过病灶边缘1 cm以上，完成消融后复温使针周围冰球结构融化拔出冷冻消融针。在消融的同时将无菌热水袋贴于周围皮肤，防止皮肤冻伤。消融完成后使用相应敷料或止血贴封闭皮肤穿刺点，对整体消融治疗部位行CT或MR扫描，观察有无并发症。

3.冷冻消融策略

根据病灶部位、病变硬度及大小等情况选择冷冻针型号、数量及是否使用骨穿刺套管针和适合的消融方法。

（1）多针组合适形冷冻消融：为采用不同数量的冷冻针在不同空间分布形成的冰球达到符合病灶形态的消融方法，适于各种不同形态、大小的病灶。通过调整不同冷冻针功率或消融时间，实现术中适形冷冻或"差时"冷冻，以最大程度地消融肿瘤组织及保护邻近正常组织。通常使用17 G冷冻针，当病灶为成骨性或穿刺路径需要通过骨性结构时，需以8~13 G骨穿刺针进行配合穿刺。病灶最大径小于3 cm时，将2~3根消融针置于病灶边缘区，使消融区域完全涵盖病灶；病灶最大径大于等于 3 cm 时，通常以 4~6 根消融针垂直于病灶长轴进针，针间距为 1.5~2.0 cm。

（2）骨内局限性病灶冷冻消融：对局限于骨内的病灶，如转移瘤或骨样骨瘤，采取瘤内穿刺冷冻。根据病灶体积选择冷冻针型号及数量，以 8~13 G 骨穿刺针穿刺至病灶或瘤巢边缘，将拔出针芯经套管置入相应的 14~17 G 冷冻针，使其头端位于病灶内进行冷冻。对于术后易发生病理性骨折的溶骨性病灶，冷冻完成后需通过骨穿刺套管针注射一定量骨水泥，以加固骨质结构。

（3）不规则骨病灶冷冻消融：如果病灶位于扁骨或不规则骨，如肋骨、肩胛骨、髂骨等，采用联合布针冷冻法。病灶较小时以 17 G 冷冻针对称性穿刺达病变处骨骼的两侧，保持间距为 2 cm，将病灶夹持于探针之间进行"夹击"冷冻消融。当病灶长径大于 3 cm 时，采用多冷冻针间距 1.5~2 cm 的立体排列，以保证冰球完全覆盖肿瘤组织。

（4）椎体肿瘤的冷冻消融：椎体为转移瘤好发部位，冷冻消融时须注意避免损伤神经结构。首先于病变平面硬膜外穿刺注入过滤空气于硬膜外与椎管壁之间形成气体隔温层；然后根据病灶大小选择冷冻探针型号及数量；可使用8~13 G骨穿刺针行双侧或单侧椎弓根穿刺至病灶边缘，拔出针芯并置入相应的14~17 G冷冻针进行冷冻消融，CT扫描观察冰球形成涵盖病灶情况以及硬膜外气体吸收情况，注意及时补充过滤气体。完成消融后拔出冷冻针，经过骨穿刺套管针注射一定量骨水泥行椎体成形术。

（5）软组织肿瘤冷冻消融：术前须进行MR多平面成像或CT重建，以充分了解肿瘤与邻近神经、血管和其他重要结构的关系。按照适形冷冻原则穿刺布针，冷冻过程中于病灶周围注入过滤气体形成隔温层，以保护邻近结构。

（6）减瘤冷冻消融：对于瘤体较大或靠近重要结构的肿瘤，可选择置入数支消融针进行减瘤性冷冻消融，以配合临床免疫治疗。瘤体较大时可选择17 G以上直径较粗的冷冻消融针，尽可能在损伤较小的情况下使冰球涵盖更多瘤组织。

（四）术后护理与恢复

（1）术后应实时监测血压、心率及血氧饱和度等生命体征12 h，对胸部骨骼病灶，消融术后可适当延长监测时间。

（2）术后常规禁食6 h，一般非承重骨病变消融术后第2天即可下床正常活动，对承重骨或关节病变消融后施加预防性措施（骨水泥注射或固定等），根据恢复情况，嘱患者尽早开始康复训练。

（3）对疼痛、肢体活动异常、肾功能异常、皮肤冻伤等酌情对症处理，必要时进行相关影像学检查。

（4）对超过5 cm的实体瘤或软组织肿瘤，冷冻消融时常规进行术中及术后碱化尿液，预防肾脏功能损伤。

（5）按《抗菌药物临床应用指导原则》，必要时使用抗生素进行预防治疗。

（五）并发症防治

（1）疼痛：一般用镇痛药后可缓解，转移性骨肿瘤、骨样骨瘤一般术前局部疼痛明显，术后会明显减轻。

（2）骨折：长管状骨肿瘤经冷冻治疗后，约10%患者可在负重作用影响下发生骨折，一般见于骨肿瘤冷冻治疗后4~8周。对术后易发生病理性骨折的溶骨性病灶，消融完成后应通过骨穿刺针鞘注射一定量骨水泥，以增强骨质持重力，也可采取预防性外固定，防止骨折发生。

（3）骨骺损伤：对儿童时期的干骺端骨肿瘤，冷冻时应注意冰球边缘避免涵盖骨骺和骺板以免发生骨生长障碍。

（4）骨关节炎：对大关节旁骨肿瘤进行冷冻治疗可损伤关节软骨，导致关节软骨退行性变性，后期可能发生骨关节炎。

（5）肾功损伤：常见于瘤体较大、单次消融范围过大、肿瘤坏死显著等情况，一般通过术中输注碳酸氢钠、术后继续水化、碱化尿液，可减轻肾功损伤；同时还应密切监测相关生化指标。

（6）低体温综合征：通常因肿瘤体积大、冷冻范围过大，于大面积冷冻后患者体温下降明显，严重者发生冷休克、血小板降低、凝血功能障碍及多器官功能不全，导致血压降低、心率加快等表现，术中通过保温毯提高体温预防。

（7）神经损伤：肿瘤位置靠近神经结构时，冷冻可能造成局部神经损伤，出现局部皮肤感觉减退或缺失、皮肤萎缩及肌肉瘫痪等临床表现，一般为暂时性，也可出现永久性麻痹。一般来说，冷冻引起的轻度神经损伤可逐渐恢复。

（8）皮肤损伤：多为冻伤，常规换药防止感染可治愈。

五、颅脑肿瘤冷冻消融治疗

（一）适应证

（1）颅内胶质瘤或转移瘤经外科手术或综合治疗已得到部分控制或控制不彻底。

（2）颅内1或2个肿瘤且与周围组织界限清楚，肿瘤最大径线之和小于3 cm为佳。

（3）患者年龄大，拒绝或无法耐受外科手术者，预计生存期在6个月以上。

（4）无严重高颅内压现象。

（5）患者一般状况好，KPS计分大于等于70分。

（二）禁忌证

（1）颅内病变性质不明者。

（2）严重心、肺、肝、肾功能不全者。

（3）凝血机制障碍，经治疗不能纠正者。

（4）肿瘤超过2个或单发肿瘤最大直径>3 cm者。

（5）胶质瘤生长迅速累及脑干、深部基底神经节核团者，肿瘤紧靠矢状窦者。

（6）肿瘤生长迅速，有室管膜下或脑膜转移。

（三）操作方法及流程

1.术前准备

（1）排除MRI禁忌证，强化CT或MRI明确病灶与血管、周围脑功能区的关系以及远处转移。

（2）患有凝血机制障碍及血小板减低（小于等于$100×10^9$/L），应及时纠正，必要时术前输血浆及血小板。

（3）口服阿司匹林、氯吡格雷等抗凝药物需停药7 d，停药期间可改为低分子肝素，穿刺前24 h停药。应用抗血管生成靶向药物如贝伐单抗等，需停药6周。

（4）术前向家属说明患者病情、治疗必要性及术中、术后可能出现的危险性和并发症并签订手术协议书。

2.磁共振引导方式

（1）光学导航系统辅助磁共振成像引导（optic navigation system assisted MRI guidance）将MR兼容的介入器械（穿刺针）固定在持针板上（安装有2~4个固定的发光二极管），介入器械的空间信息通过光学相机追踪其位置与方向并与MR图像实时融合，显示穿刺针针尖距离病变信息，在颅骨钻孔后进针导航过程中，连续进行两个交互垂直层面MR快速扫描，确定并及时纠正穿刺针的方向与深度；虚拟针显示使穿刺在近乎实时导航下进行，不易偏离目标。

（2）磁共振透视引导（MR fluoroscopy-guidance）：MR透视引导通常与自由手技术（free-hand）配合，采用单层快速序列扫描（1~3 s），能快速确定头皮进针位点并设计进针路径。颅骨钻孔后进针过程中，MR透视引导具有近实时引导与监控的优点，利于提高穿刺的准确性和显著缩短穿刺时间。

（3）常规磁共振引导（MR-guidance）：采用鱼油矩阵体表定位，应用多层快速序列进行扫描（15~30 s），在两个交互垂直的平面进行引导，颅骨钻孔后进针过程中采用分步进针法直至穿刺到达颅脑内病变。与磁共振透视引导相比，常规磁共振引导具有高的图像信噪比、空间分辨率、软组织对比度和消融针伪影干扰小等优势。

3.快速序列选择

MR介入通常都是应用快速成像序列，如稳态自由进动序列（steady state-free precession，SSFP），真稳态进动快速成像序列（true fast imaging with steady-state precession，True FISP），场回波序列（filed echo，FE），快速自旋回波序列（fast spin-echo，FSE）等序列进行

扫描以确定并调整冷冻消融针到达理想位置；如需磁共振增强扫描，可在注射磁共振造影剂后使用快速梯度回波序列（T1-weighted fast field echo，T1 FFE）或 T1 FSE 序列进行成像。

4.冷冻消融治疗计划

（1）选择适当 MR 兼容设备及术中光学追踪系统（如果有配备的专用导航设备）。

（2）选择适当病变定位像层面，如冠状位、矢状位、横断位或斜位；依据目的不同选择最佳快速成像序列（磁共振透视成像使穿刺过程近乎实时显示）；静脉注射 MR 造影剂增强扫描。

（3）冷冻系统保证充分的冷冻及复温气体（氩气大于 3500 kPa，氦气大于 2500 kPa）、开启磁共振兼容的 Cryo-HIT™ 操作系统冷冻和复温模式，冷冻消融针进入靶定病变组织前对消融针进行测试，保证功能正常。

（4）术前 1 周内做消融计划，包括脑 MRI/CT 图像，勾画病灶靶区，明确肿瘤 CTV、GTV、PTV，根据病变位置及大小，确定手术实施方案，包括进针路径、选用冷冻探针型号及数量，选择直径 1.47 mm 冷冻探针多针组合适形消融技术。

5.操作步骤与流程

（1）患者体位：根据术前影像学及术中预扫描所见确定患者体位；进行一组5~7层标准体位和方向扫描，如横断位、矢状或冠状位等，明确病变与周围组织的关系，可灵活选择仰卧位、俯卧或侧卧位，侧卧位时可用负压真空垫辅助固定体位。

（2）体表定位：将鱼油胶囊矩阵固定于颅脑相应位置，应用横轴位、矢状位或冠状位两个交互垂直的平面进行扫描，以确定进针点、进针角度并测量进针深度，采用标记笔在相应的鱼油胶囊处做标记。

（3）颅骨钻孔：将扫描床退出磁体，常规消毒、铺巾，以2%的利多卡因逐层麻醉至帽状腱膜（部分特殊病人可行全身麻醉）。水肿样皮丘吸收后固定头颅，采用外科骨钻钻取直径为2~4 mm颅孔。

（4）穿刺布针：MR扫描选定肿瘤活跃区标定靶点、确定穿刺角度和深度，多采用透视技术实时引导进针或常规MR序列引导分步进针法进行进针；初次进针深度至硬脑膜外，行MR两个交互垂直方位扫描，如进针方向有偏差，则通过调整使方向正确后进针至颅脑病灶，多次MR两个交互垂直方位的扫描确定消融针尖是否位

于预定穿刺靶点（推荐采用快速自选回波 FSET1WI 或
T2WI 序列扫描）。

（5）冷冻消融治疗与监测：冷冻开始冰球迅速形
成，每隔 1 分钟实时横断位和冠状位 T2 加权扫描图像，
以监测冰球形成覆盖肿瘤及与邻近重要器官之间的关
系，采取两个冻融周期使冰球覆盖肿瘤全部并超出边缘
1 cm。

（6）术后即时监测：拔针后采用脂肪抑制 T2W-turbo
自旋回波（TSE）序列轴位和冠状位扫描确认冷冻消融
区域的大小和是否有消融后脑出血等并发症。

（四）并发症及处理

（1）脑出血：冷冻针进针过程中操作要细致，轻
柔，避开可能损伤的血管，穿刺针道少量出血（小于等
于 5 ml）为无症状性脑出血，无需外科治疗，一般在
3~5 d 可自行吸收。为防止术后出血、水肿加重引起脑
疝，术后 24~48 h 内应行监测，常规 CT 或 MR 检查，发
现大量血肿应行开颅或立体定向清除血肿。

（2）神经功能损伤：多继发于脑出血及进行性加重
的脑水肿，位于重要神经功能区的病灶周围水肿可引起
神经功能损伤。暂时性神经功能损伤较为多见，少数可

有持续性神经功能损伤，持续加重的脑水肿引起的神经功能损伤需外科开颅手术处理。为减少神经功能损伤发生率，术中应尽量减少穿刺次数。对术前存在严重脑水肿的患者，术前给予激素治疗有助于减少术后脑水肿的加重。

（3）癫痫：脑瘤冷冻消融术中引起的癫痫发生率非常低，对术前就有癫痫病史者，术前给予抗癫痫药物并达到足够血药浓度；存在持续大发作时不宜行冷冻治疗。术后出现癫痫大发作需及时给予抗癫痫药物对症处理，如静脉应用丙戊酸钠等药物治疗。

（4）脑疝：体积较大脑胶质瘤或转移瘤冷冻消融术后可造成瘤体增大以及脑水肿进展，产生脑疝危险。可采取分次择期冷冻消融，术后严密监测各项生命体征，以减少并发症发生。

六、肾肿瘤冷冻消融

（一）适应证

（1）肿瘤位于肾实质内最大径小于8 cm。

（2）全身状况无法耐受全麻外科手术者。

（3）癌灶侵及双侧肾脏或先天性单肾患者，无法手术切除者。

（4）肾癌外科手术保肾困难需要全肾切除，通过冷冻消融保肾者。

（5）不愿接受外科手术的患者，或术后复发者。

（6）多发肾癌病灶者。

（7）瘤体巨大，累及肾门结构或毗邻结构，需通过"减瘤"配合其他治疗。

（8）肾癌经综合治疗病灶稳定或缩小，需通过冷冻消融进一步巩固治疗。

（二）禁忌证

（1）全身状况差、多器官衰竭、恶病质、严重贫血及代谢紊乱者。

（2）严重凝血功能异常者。

（3）术前评估无安全穿刺路径。

（4）病灶靠近肾门，预计冷冻消融后出现肾盂、输尿管损伤。

（5）病灶已侵及周围脏器，预计冷冻消融疗效欠佳，或无法安全消融。

（三）术前准备

（1）患者准备。主要包括：①术前停用抗凝药物和活血药物1周以上；②患者（或其家属）签署知情同意书；③术前 6 h 禁食、禁水，抗高血压和治疗糖尿病药物可常规服用，建议糖尿病患者将血糖控制在 10 mmol/L 以下，高血压患者将血压控制在 140 mmHg/90 mmHg 以下；④术前建立静脉输液通路；⑤如病灶临近肠管，患者需在术前 6 h 清洁灌肠、2 h 口服稀释对比剂，以便术中 CT/MRI 充分显示病灶与肠管的毗邻关系，避免冷冻消融时损伤肠导管导致坏死、穿孔；⑥心理疏导。

（2）实验室及影像学检查。术前 2 周内行增强影像学检查（增强 CT 或 MRI）；常规行心肺功能检查；实验室检查包括：血、尿、便常规，血生化，凝血四项、肿瘤标记物，血型、血清八项等。对患者全身状况进行整体评估，对患有基础疾病的患者需进行相关检查并及时处理，保证冷冻消融治疗的安全性。

（3）设备及器械。主要包括：①冷冻消融治疗设备及不同型号冷冻消融针；②影像学引导设备，如超声（具有 CEUS 功能）、CT 或 MRI（配备高压注射器）；③心电监护装置；④治疗相关器材、急救及抢救设备（药品：麻醉和镇痛药物、止血药、明胶海绵、降压药、糖皮质激素等，设备：除颤仪、呼吸机等）；⑤配套恒温毯等。

（4）术前诊断。患者一般情况较好，术前常规通过活检获得病理学诊断。如影像学检查已确诊，术前评估病灶穿刺出血风险较大，在患者（或其家属）知情同意下，可直接行冷冻消融联合活检术，在冷冻消融后再行穿刺活检，尽量避免出血风险。

（四）操作步骤及方法

（1）患者体位及监测：根据术前影像学检查设计穿刺路径，合理选择患者体位。在保证患者舒适的情况下，充分暴露病灶，一般选取仰卧或侧卧位；因俯卧位对患者呼吸、血压影响大，应用较少。术中对血压、心率、血氧饱和度、心电图等行实时监测。出现血压增高时，据血压变化程度给予血管活性药物，以确保血压维持在正常范围内。持续低流量吸氧，开启恒温毯保持患者体温。

（2）影像学引导方法：超声、CT、MR等影像学引导方式均可清晰显示冰球和正常肾组织结构。超声可实时引导穿刺，冰球表现为表面呈强回声伴清晰声影；CT扫描图像具较高密度分辨率和空间分辨率，不受肠道气体和骨骼影响。MR图像中冰球显示为边界清楚无信号区，MR检查可多方位实时成像，有利于准确判断冷冻范围和肾门区组织结构，通过MR透视穿刺实时显示进针的角度和方向，减少穿刺损伤。

（3）术中定位与麻醉：利用影像学设备引导定位，常规行术前CT或MR增强扫描，观察肾脏解剖结构及与肿瘤的位置关系，确定穿刺位点、路径，根据肿瘤形态、位置、大小确定使用冷冻探针的数量，规划进针路径、进针角度和深度，避开神经、血管、肠管等重要组织结构，确保手术安全性。术区铺无菌巾，采用1%利多卡因注射液进行局部麻醉，特殊患者也可采取静脉麻醉或全身麻醉。

（4）冷冻消融针选择：不同冷冻设备配合不同型号冷冻针，常用型号为14~17 G，所形成的冰球形状及范围不同，肾组织及肾肿瘤组织血供一般较为丰富，在冷冻消融治疗中一般选用17 G超细探针，以减少机械性穿刺出血风险。

（5）穿刺布针：首先在无菌生理盐水中测试冷冻针，确保冷冻探针工作正常。然后在影像学设备引导下步进式穿刺，也可在导航设备辅助引导下进行穿刺，根据术前规划将冷冻针适形穿刺分布于病灶内部或周围，尽量避免重复穿刺造成肾组织损伤，不建议穿过较多正常肾组织，冷冻针到达病变区域后通过影像学检查确认其位置。

（6）冷冻消融模式：瘤细胞的致死温度为−40℃以下，冰球应超过肿瘤边界 1 cm 范围。病灶大时采用多针组合冷冻消融短时间内即可形成较大冷冻范围，温度可达−140℃~−160℃；根治性消融时较小病灶（最大径小于等于 3 cm）冷冻覆盖病灶体积达 120%，较大病灶为110%；覆盖率过大将伤及正常组织结构（如肾盂、输尿管等），不足则易导致病灶残存。由于肾脏肿瘤血供丰富，易受"热池效应"影响，应采取快速冷冻模式，冷冻消融 1 个循环一般以"冷冻 12 min 后复温 3 min"为宜，采用 2 次冻融循环方式。冷冻消融过程中，需利用影像学检查密切监测冰球覆盖病灶情况及与毗邻重要结构关系，适当调整冷冻功率和冷冻时间。

（7）冷冻消融与影像学监测：确认各冷冻消融针到位后，进行快速冷冻 12~15 min，复温 2~5 min，第 1 次循环结束后进行第 2 次冻-融循环。冷冻过程中，通过影像学严密监测冰球形成及覆盖病灶情况，术中需实时调整冷冻功率，在保证冰球涵盖肿瘤的同时，不损伤毗邻正常组织结构，达到适形消融。当影像学检查证实冰球边缘超过病灶1 cm以上，复温并拔出冷冻针；再次行影像学检查，观察冰球融化、靶脏器及邻近组织脏器情况，局部体表穿刺点压迫止血10 min，结束治疗。

（8）术后处理：①术后严密监测血压、血氧饱和度、心率等生命体征12 h以上；②制动，持续低流量吸氧，常规禁食6 h；③肾功能保护，碱化尿液，监测尿量；④观察患者病情变化，术后24 h复查影像学检查，观察有无出血；⑤常规使用止血剂1~3 d，必要时给予抗生素预防感染。

（五）并发症及处理

（1）术后出血：肾组织及肿瘤血供丰富，穿刺机械损伤和冷冻损伤血管及集合系统均易导致出血。临床症状表现为腰痛加重，出血量较大时，可出现血压下降、失血性休克等症状，也可出现血尿，临床处理常规应用止血药物（如立止血、垂体后叶素等），并监测血压及血常规，少量出血即可停止，对于较大量出血应及时行经导管肾动脉造影栓塞出血动脉。

（2）发热：术后发热是由于瘤细胞坏死释放热原或出血吸收所致，或局部感染所致，通常体温在37.5 ℃~38.5 ℃，持续3~7 d。体温高于38℃时，口服解热镇痛药物，必要时配合物理降温（如冷敷、鼓励多饮水等），血常规检查提示感染时应及时应用抗生素。

（3）尿液外渗：穿刺或冷冻损伤集合系统术后可出现尿液外渗，易引起肾周感染，伴有发热及全身中毒症状。临床处理需要积极抗感染治疗，充分引流外渗尿液和脓液，于膀胱镜下置"J"形管进行内引流。

（4）疼痛：冷冻消融冰球形成局部张力增高，刺激脏器被膜，可造成局部轻度胀痛不适，或出血刺激引起疼痛，一般对症处理后均可得到控制。

（5）皮肤损伤：冷冻范围过大或针杆结霜导致皮肤冻伤，术后注意保护创口，预防感染，常规换药。

（6）低体温综合征或冷休克：临床较为少见，对于血管丰富肿瘤行冷冻消融治疗时，时间过长会造成患者体温降低，出现血压下降、心率加快、盗汗等症状。临床处理措施包括：及时复温，补液，应用多巴胺等升压药物。

七、冷冻消融联合免疫治疗

（一）冷冻免疫的激活作用

冷冻使瘤细胞坏死、凋亡刺激宿主免疫系统产生针对原发性和转移性肿瘤的免疫效应。早期临床研究发现肿瘤细胞冷冻消融后发生原发肿瘤及远处转移病灶消退的"伴随效应"，此被认为是与免疫治疗产生全身协同控瘤作用的基础，其作用与肿瘤疫苗相当。

（二）冷冻免疫抑制作用

冷冻消融术后机体是否获得免疫激活受制于已暴露肿瘤相关抗原在机体中的原始免疫状况。肿瘤细胞的异质性会导致出现新的免疫耐受，最终出现免疫抑制的情况。机体获得免疫反应的类别取决于APC的抗原递呈作用、辅助T细胞（helper T cell，Th）和微环境各类细胞所释放炎症因子相互协调配合。冷冻消融瘤细胞坏死和凋亡的比例对产生免疫激活起到关键作用。因此冷冻容积多少、冷冻时间长短、频率大小等都会影响到后续免疫状态。研究显示调节性T细胞（regulatory cells，Tregs）在肿瘤病人常呈高度表达状态，导致体内瘤细胞产生免疫耐受。

（三）冷冻消融后机体免疫监测指标

临床常通过监测细胞毒性T细胞（cytotoxic T cell，CTL）水平来评价冷冻消融术后机体特异性抗肿瘤免疫状况，近年来较为成熟的监测指标如下：

（1）CTL。特异性控瘤免疫作用主要来源于CTL。

（2）Th、Tregs。两种细胞均对 CTL 的产生存在直接影响，但目前尚无有效直接的检测方法，可以通过监测 CD4$^+$、CD25$^+$双阳性细胞水平来间接反应 Tregs 在冷冻消融术后病人血清中的变化。

（3）APC。APC 尤其是 DC 在瘤细胞免疫产生过程中起至关重要作用，但是目前也无直接有效的检测方法。有些研究者通过冷冻消融术联合改变体内 DC 水平，监测外周血中 CTL 细胞水平来研究 APC 对肿瘤特异性细胞免疫的影响。

（4）血清炎症因子。IL-2，IL-6，IL-10，TNF-α 等。

（5）免疫起始阶段释放因子。NF-κB、CRP 等。

（四）冷冻消融术免疫效应增强策略

尽管与其他治疗方法相比，冷消融具有最佳免疫效应，并能引起远位效应，但这种效应很少发生，因此如何增强冷消融的免疫效应是实现远位效应、治疗晚期肿瘤的关键。冷冻消融与免疫调节疗法结合时，这种效应可能会增强。

（1）增加冷冻消融肿瘤坏死面积、减小凋亡面积：坏死诱导免疫增强，凋亡导致免疫抑制，坏死、凋亡之间的平衡是调控免疫效应的关键因素，因此，在冷冻消融过程中瘤体消融区内致死性低温的产生和持续时间是关键。

（2）过继性细胞疗法：①DCs细胞树突状细胞在先天免疫反应和适应性免疫反应之间起着桥梁作用。在冷冻消融后的肿瘤微环境中，坏死细胞和炎症细胞因子可刺激DCs细胞的成熟。成熟的DCs细胞能通过MHC Ⅰ类和Ⅱ类分子将肿瘤抗原呈递给T细胞，从而导致肿瘤特异性T细胞的激活和增殖。②自然杀伤细胞（NK细胞）属于先天免疫系统的非特异性杀伤细胞，在对抗肿瘤的早期阶段发挥着重要的作用。NK细胞通过杀伤细胞免疫球蛋白样受体（killer cell immunoglobulin-like receptor，KIR）在细胞表面识别"非自身"组织相容性抗原。NK细胞产生的免疫活性细胞因子使其成为免疫治疗的吸引工具。③粒细胞-巨噬细胞集落刺激因子（granulocyte macrophage colony stimulating factor，GM—CSF）可以刺激DC表达肿瘤抗原，已广泛用于癌症免疫治疗，与冷冻消融联合可增强抗肿瘤作用。

（3）免疫检查点抑制剂：细胞毒性T淋巴细胞相关蛋白-4（CTLA-4）和程序性细胞死亡蛋白-1（PD-1）

是最经典的免疫检查位点，主要表达在T细胞上。冷冻消融联合免疫治疗有利于增强免疫检查点抑制剂的效果。

（4）肿瘤疫苗：肿瘤疫苗通过识别肿瘤特异性抗原（tumor specific antigen，TSA）或肿瘤相关抗原（tumor associated antigen，TAA）激活CD8+T细胞和CD4+T细胞，诱发全面抗肿瘤免疫应答，从而达到消除或抑制肿瘤病灶生长、转移或复发的目的。目前常见的肿瘤疫苗有全细胞疫苗（whole cell vaccine，WCV）、多肽疫苗（multi-peptide vaccine，MPV）、DCs肿瘤疫苗（DCs tumor vaccine）等。冷冻治疗能在肿瘤局部募集大量的巨噬细胞以及树突状细胞，这为吞噬肿瘤疫苗奠定了基础。冷冻消融联合肿瘤疫苗治疗肿瘤，也是局部治疗应用的一个新方向。

第五章

纳米刀消融

一、概述

肿瘤消融治疗由于创伤小、适应证广、疗效可靠、可反复应用等特点，在肿瘤的治疗中发挥着重要作用，临床实践中应用最多的物理消融技术为温度消融（themoablation），包括射频、微波、冷冻消融等，但基于温度的物理消融对组织结构的破坏是无选择性的，会破坏消融区内血管、胆管、神经等重要结构，对位于邻近重要结构的肿瘤，特别是位于胰腺、肝门和肾脏肿瘤的治疗受到限制。不可逆电穿孔（irreversible electroporation，IRE）即纳米刀（Nanoknife）作为一项常温的物理消融技术，可以治疗位于特殊部位的肿瘤、扩宽了肿瘤治疗的适应证，展示了巨大的应用前景。

（一）纳米刀消融的历史沿革

可逆电穿孔的基础研究及临床应用历史悠久，不可逆电穿孔在组织电击伤后可能造成组织损伤的机制研究始于20世纪80年代，在体外研究发现，电穿孔不仅能够引起组织细胞坏死，还能够引起细胞的凋亡。在2004年，Davalos 和 Rubinsky 就2003年所使用的传统的 IRE（脉宽大于 5 μs）用于组织消融的方法申请了发明专利。IRE可用于灌注区域如邻近大血管的组织，而这一点和热消融方法不同。IRE作为一种组织消融方法并不伴有热效应，这在治疗后的邻近正常组织修复方面具重要意义。Maor等将IRE消融用于大鼠颈动脉研究，2007年Oink等将IRE消融应用于犬前列腺研究，2008年Rubinsky将IRE消融用于体外前列腺癌消融发现其对前列腺癌组织具有很彻底的杀灭作用。Ball等在2010年开展了一项IRE消融原发性或转移性肝、肾及肺肿瘤的临床试验。从2000年到2010年10年中，IRE的研究更加深入，对不可逆电穿孔术可导致细胞膜通透性不可逆改变，继而引起细胞死亡的机制已无异议。通过大量临床应用前的动物实验，IRE不损伤富含结缔组织骨架的结构如血管、胆管、输尿管、神经等，或损伤后容易修复等认识已经达成共识，并有部分临床尝试应用的报道出现，为IRE临床应用打下了坚实基础。2008年美国纽约州的Angiodynamic公司生产的全球第一台商品名为纳米刀（NanoKnife™）的设备得到批准用于临床肿瘤消融治疗，自2010年全世界大范围临床应用研究得以开展，多中心临床研究证实了IRE消融的优势。

（二）纳米刀消融基本原理

纳米刀消融即不可逆电穿孔，是一项恶性肿瘤新型治疗方式。该技术通过两电极针间高压电脉冲释放形成高场强消融区域，使消融区域覆盖的组织细胞膜上产生多个纳米级孔道，随着消融区域内电压不断升高，逐渐从可逆性孔道转变为不可逆性孔道，最终引起细胞内外环境失衡，造成细胞凋亡，从而永久性地破坏瘤细胞。其消融过程中只对消融区内细胞膜脂质双分子层进行破坏，对围血管等重要结构不会产生严重损害。正是因为这种"选择性"消融，使不可逆电穿孔消融治疗在胰腺癌尤其是局部晚期胰腺癌（LAPC）的治疗中具有其他局部消融治疗（射频、微波、冷冻等）所不具备的优势。如：保留消融区血管的完整性、无热沉效应等。目前纳米刀消融的应用方式主要包括外科开腹术中消融、影像学（CT/超声）引导下经皮穿刺消融以及腔镜辅助下消融三种，其中前两种应用最广泛。在胰腺癌治疗中，不可逆电穿孔消融常与放化疗、免疫治疗等相结合，以提高疗效。临床研究证实采用不可逆电穿孔消融治疗LAPC可提高患者生存期，IRE消融与放化疗联合，患者OS可达27个月。

二、肝癌纳米刀消融

（一）概述

肝细胞癌目前已成为第四位引起肿瘤相关死亡的原因，每年大约70万患者确诊肝癌。临床对原发肝癌治疗仍以外科为主，对转移性肝癌或多发肝肿瘤，可选择介入治疗或联合放化疗、靶向及免疫治疗等。随着微创治疗技术不断成熟，介入治疗手段已逐渐成为肝癌的一线治疗方案，尤其对无法进行外科手术的患者介入治疗已成为首选的局部治疗方法。目前常用介入治疗方法有经肝动脉灌注化疗栓塞（TACE），但经肝动脉介入栓塞治疗适合治疗有明确供血动脉的肿瘤，对乏血供的肿瘤常难以通过栓塞获得满意的疗效。温度消融是继外科手术切除之后又一常用的治疗方法，如微波消融、射频消融、冷冻消融等。但是对于一些位于肝脏特殊部位的肿瘤，如：①靠近第一、二肝门部及胆囊的肿瘤，温度消融容易损伤血管、胆管及胆囊，并且由于热沉效应存在常致肿瘤消融不彻底；②对位于肝脏边缘贴近结肠的肿瘤，温度消融可造成结肠穿孔并发症；③对临近膈肌特别是突出于肝脏轮廓之外的病变，温度消融易引起膈肌损伤并可能造成膈疝。因此，肝脏特殊部位肿瘤的治疗，特别是温度消融治疗受到了很大的限制。IRE可用于肝脏特殊部位肿瘤的消融治疗，其最大优势是消融过程中不产生明显温度变化，"选择性"地对组织结构进行消融，能够较完整保留血管及胆管、胃、肠道等重要脏器，且消融不受热沉效应影响。在肝脏肿瘤患者的治疗中，IRE术后6个月CR率可达90%以上，局部控制可达34.5个月。

（二）适应证与禁忌证

1.适应证

（1）经影像学或病理学诊断明确的肝恶性肿瘤，直径小于等于7 cm（推荐小于5 cm）且个数不超过3个。

（2）年龄18~85周岁，性别不限，麻醉评估可耐受全麻。

（3）病变无法进行外科手术或患者拒绝外科治疗。

（4）术前影像学检查病变临近但未侵犯肠管。

（5）预计生存期在3个月以上，KPS评分大于等于50。

2.禁忌证

（1）肝脏多发弥漫转移。

（2）严重心律失常、心脏起搏器置入病史或近期发生过大面积心梗患者。

（3）无法耐受全麻者。

（4）肾功不全或因其他原因无法增强CT/MRI扫描。

（5）术前1周内血常规检查血红蛋白计数小于70 g/L或血小板计数小于$80×10^9$/L不推荐行纳米刀消融。

（6）近1周内口服抗凝药及凝血功能异常者。

（7）妊娠或其他原因不能自主配合者。

（三）术前准备

1.影像学检查

（1）患者术前影像学检查增强MRI/CT检查明确病变与周围比邻结构关系，必要时可行PET/CT检查。

（2）术前常规心电图、胸片及超声心动检查。

2.血液学检查

术前1周内行血常规、凝血功能、血生化及血清学术前、肿瘤标记物等相关血液学检查。

3.术前常规准备

（1）术前胆道梗阻患者应行胆道支架或经皮穿刺胆系引流。

（2）术前1周内禁用抗凝药物（短效抗凝药应于术前48 h停用）。

（3）术前1d行麻醉访视评估。

（4）常规禁食禁水至少6h，术前1d口服导泻药物，保证术前肠道清洁，术前留置导尿管。

（5）术前充分告知患者家属手术风险，签署知情同意书，并于术前1d与患者沟通进行心理疏导。

（四）手术操作原则及步骤

1.麻醉及注意事项

目前纳米刀消融采取全麻，术中行有创桡动脉动态血压监测。当术中发生血压升高时应及时应用药物降压，血压纠正不理想时应停止电脉冲释放。电脉冲释放前应特别注意肌松药物应用，以TOF1/4＝0为目标，避免由电脉冲刺激肌肉组织收缩或癫痫症状发生。根据脉冲释放时肌肉收缩情况调整增减肌松药物使用，过强的肌肉收缩会引起IRE电极针移位，对于靠近重要脏器及血管的病变，针尖摆动可能造成机械性损伤。术中心律失常多为室速或动脉血压一过性升高，可在停止电脉冲释放时自行缓解，术中应常备心脏除颤装置。

2.消融计划与布针原则

根据肿瘤位置及大小形态选择合适的电极针数（目前设备至少选择2支单极电极针，最多不超过6支）。推荐消融针间距在2 cm左右，并相互平行。消融范围应尽量覆盖全部病灶且超过病灶边缘5~10 mm，以保证病灶理想覆盖（ideal coverage，IC）。对形态不规则病灶，在尽量避开其他脏器及血管前提下，沿病灶长轴布针，以便于退针连续消融，注意退针后消融重叠区域不应过多，且同一区域消融次数不易超过3次避免发生热损伤。对靠近血管、胆囊或肠管等其他重要结构的肿瘤，应尽量避免电极针针尖垂直接触上述结构，避免电脉冲释放引起机械性损伤。CT引导时应注意采用"步进式"进针原则，避免穿过胸腔，引起肺部组织损伤。超声引导时应根据术中超声造影确定病灶范围，在超声探头实时引导下经皮穿入电极针，并对针尖距离做出精确测量。

3.操作步骤及消融参数选择

患者全麻后根据肿瘤位置和穿刺入径选择合适体位，CT引导体表贴定位栅常规扫描确定皮肤进针点，局部皮肤消毒、将电极针依次穿刺到病灶边缘后测量针尖距离，根据电极针有效消融间距选择消融参数进行消融测试。由于肝组织含水量丰富、质地相对均匀，对较大病灶针尖初始裸露端可调节为2 cm，但在脉管丰富的肝门部因组织结构不均匀，建议调节在1.5 cm以避免电场不均匀影响消融效果。由于肝脏大部分位于右侧肋缘下，穿刺布针受肋骨走向限制，无法保证全部电极针平行，但要求电极针至少两两平行。超声引导时由于受肺内气体和肋骨影响无法进行多针同时平行穿刺，可通过两根平行电极针进行脉冲释放，通过电极针不同位置组合消融区叠加达到完全覆盖肿瘤。在病灶显示不清时，也可采用人工液腹和人工液胸技术辅助显示病灶。肝内门脉癌栓消融时，将电极针置于门脉两侧实施消融。推荐消融参数：电压（每 2 根平行电极针间电压设定）2500~3000 V，根据针尖距进行调整；脉冲数 70~100 个，脉宽 70~90 μs。测试 10~20 个脉冲后，观察电流走势，当电流在 25 A 以上并呈逐渐上升趋势，且不超过 45 A 时参数较为理想，可行正式脉冲释放，否则应予参数调整后再次测试，直到满意为止。CT 引导时每消融一个循环后行 CT 扫描，根据消融区域内病灶密度变化确定病灶消融覆盖情况，如病灶为部分覆盖（part coverage，PC）则调整消融参数再次消融，达到理想覆盖 IC 则继续进行下一段消融。超声引导时根据病灶实时变化情况调整消融参数。当消融区域内密度减低伴有少量电离气体影时可结束消融。术后即刻增强 CT 扫描或 CEUS 评价消融覆盖情况，确认有无血管及其他重要结构损伤。

4.实体瘤消融术中评价标准

推荐使用消融术后即刻覆盖程度分级评价：消融完成后即可行影像学检查评估消融区涵盖病灶程度并分为3个等级：

（1）理想覆盖（ideal coverage，IC）：消融区域覆盖全部靶病灶超过病灶边缘5~10 mm。

（2）完全覆盖（complete coverage，CC）：消融区域完全覆盖肿瘤但未达到理想覆盖。

（3）部分覆盖（part coverage，PC）：消融区域未完全覆盖肿瘤。

术者根据评估结果确定是否追加或结束消融。

（五）术后护理

患者麻醉复苏后由麻醉医师护送返回病房，给予心电监护，常规抗生素及营养支持治疗，根据患者情况酌情使用镇痛药物。如术后6 h无腹腔内出血，给予低分子肝素皮下注射，预防消融区域血管内血栓形成。

（六）并发症的防治

（1）心律失常：对有心律失常病史或病灶位于膈肌下应注意IRE引起心律失常的风险可能增加，特别对距离心脏小于等于 1.7 cm 的病灶消融时应十分谨慎，术中应备好抢救药物及设备。

（2）静脉血栓形成：当肿瘤临近门脉或下腔静脉并包绕血管，造成管腔受压狭窄血流减慢，IRE 消融术会引起血管内皮细胞可逆性损伤，血小板容易附着在血管内皮上生成静脉血栓。因此 IRE 消融术后推荐使用常规剂量低分子肝素抗凝治疗，尤其是消融区域内包含管径较细的血管时更应小心血栓形成。

（3）出血：原因主要包括以下几个方面：①电极针穿刺时机械性损伤血管结构，必要时可通过介入手术栓塞止血；②术前肿瘤已完全侵犯血管壁，消融后肿瘤坏死同时造成血管结构缺损引起出血；③消融结束后，肿瘤侵犯血管部分管壁完整性遭到破坏，引起假性动脉瘤形成，常于术后 2~4 周出血，术后 1 个月应及时进行影像学复查。

（4）热损伤：采用过多脉冲消融时靠近电极针的组织会出现凝固性坏死，布针时应尽量避免电极针过紧贴附血管等重要结构。合理选择消融参数、避免同一区域多次消融对预防热损伤具更重要意义。对消融区内有金属物植入者，以往认为电流通过金属组织会产热，但后期研究发现相对于安全性而言金属植入物更易在脉冲释放时影响电流走向，导致电场不均匀、消融不彻底或损伤周围重要组织。

（5）术后感染：胆肠吻合术后 IRE 消融增加肝脓肿出现风险，围手术期注意应用抗生素治疗。

（6）其他并发症：当病变位置较高临近膈顶时，电极针穿刺时有时会经过胸腔，造成气胸或肋间动脉损伤等，术中应由麻醉医师通过呼吸机配合患者呼吸，保证进针时减少由呼吸引起的膈肌运动。

（七）术后评价及随访

术后 1 周、1 个月、3 个月和 6 个月复查肿瘤标志物和影像学检查，病变稳定后每 6 个月随访 1 次。影像学检查主要以增强 CT 和 MRI 检查为主以便于对照，术后 6 个月建议行 PET/CT 检查。消融疗效评价推荐采用如下标准：

（1）完全消融（complete ablation，CA）：随访时增强影像学检查与术前对比肿瘤完全坏死、无强化，肿瘤消融率（ablation rate，AR）＝100%。

（2）不完全消融（incomplete ablation，IA）：根据随访影像学增强检查与术前对比病灶灭活情况分为 3 度：

Ⅰ度：AR大于等于75%但小于100%；Ⅱ度：AR大于等于50%但小于75%；Ⅲ度：AR小于50%。

附：消融率代表肿瘤坏死程度：1-（消融术后残留肿瘤最大径线乘积或体积除以消融前肿瘤最大径线乘积或体积）×100%；长径Long Diameter，LD：标准横轴位测量病灶最大层面最长径线；短径Short Diameter，SD：标准横轴位测量病灶最大层面垂直于长径最大短径；最大径线乘积：LD×SD，也可以通过设备软件勾画病灶轮廓自动算出。

（八）个体化治疗方案选择

对直径小于等于3 cm且靠近肝门部等重要结构的病变可首选IRE治疗。原发性肝癌可采用IRE或其他消融治疗方式进行原位消融。对多发肝转移瘤推荐IRE联合靶向、化疗或免疫治疗。目前对肝门部胆管癌治疗，IRE可作为不能外科手术的治疗方法。临床研究显示IRE术后胆道梗阻症状及生活质量可得到明显改善，且有望提高远期生存期。目前免疫治疗联合IRE正成为新的研究方向，IRE消融对肿瘤微环境的重塑也有一定作用。无论选择哪一种治疗方案，应合理把握适应证，结合消融技术优势及患者自身情况，做到个体化择优选择和联合治疗，达到安全、有效、经济治疗模式。

三、胰腺癌纳米刀消融

（一）概述

胰腺癌发病隐匿、临床症状多不典型，常表现为恶心、腹胀、上腹部及背部不适及腹泻等，外科手术仍是目前胰腺癌治疗的主要手段。但是多数患者在确诊时已无法进行外科切除，而可手术切除的患者其5年生存率仅为10%~25%，内科治疗仍以化疗为主，主要方案包括FOLFIRINOX及其改良方案、吉西他滨联合白蛋白紫杉醇或替吉奥方案，部分患者也可以采用化疗联合局部治疗如放疗提高治疗效果。对于不可切除胰腺癌，除化疗外，可根据基因检测结果合理选择靶向或免疫治疗，但目前尚无统一方案。

胰腺癌作为预后极差的消化道肿瘤，治疗困难因素主要包括：①胰腺癌侵袭性强、发展快、缺乏手术切除机会；②初期即可包绕肠系膜上动、静脉及腹腔干动脉等重要血管结构，发现时多为局部晚期无法进行根治性切除；③浸润性生长术后易复发，手术创伤大，术后并发症多，患者生存期短；④肿瘤对放、化疗治疗不敏感；⑤射频消融、微波消融、氩氦刀等基于温度的物理消融技术由于对组织结构的破坏为"非选择性"，消融病灶同时易损伤周围重要组织结构，容易引起严重并发症，故难以推广应用。

（二）适应证与禁忌证

1.适应证

（1）胰腺原发或转移肿瘤，年龄在18~85周岁，性别不限，心肺功能可耐受全麻。

（2）病理诊断明确的临床分期为Ⅱ期和Ⅲ期中的T4N0M0的局部晚期胰腺癌患者，伴或不伴淋巴结转移，初治、复治患者均可。

（3）肿瘤大小（术前增强CT/MRI扫描最大径测量）推荐小于5 cm。

（4）病变无法进行外科手术切除，或可行外科手术但患者及家属意愿选择纳米刀消融者。

（5）预计生存期在3个月以上，KPS评分大于等于50。

2.禁忌证

（1）严重心律失常、癫痫病史或心脏起搏器植入以及近期患过大面积心梗者。

（2）不能耐受气管插管全身麻醉者。

（3）造影剂过敏或因其他原因无法进行 CT 及 MRI 增强扫描者。

（4）术前 1 周内血常规检查血红蛋白小于 70 g/L 或血小板计数小于 $80×10^9$ /L 者不推荐行经皮纳米刀消融。

（5）消融区域内有金属植入物者；距离消融区边缘 1 cm 内有金属植入物者不推荐使用纳米刀消融，如可更换建议更换非导电材质。

（6）术前门脉系统受侵犯并发门脉主干闭塞合并门脉高压和大量腹水者。

（7）胆道梗阻、胆红素升高大于等于 40 μmol/L 者。

（8）1 周内服用过抗凝药物或凝血功能异常者。

（9）急性感染或慢性感染急性期。

（10）妊娠、精神异常或有精神病史且不能自主配合者。

（三）术前准备

常用的经皮穿刺不可逆电穿孔消融引导方式主要为 CT 及超声引导，两种影像学引导方式患者术前准备无差异。

1.影像学检查

（1）术前 1 周内行腹部增强 CT 或 MRI 检查，详细了解病灶及其周围结构情况。

（2）必要时可行PET-CT检查。

（3）术前1周内行普通心电图、胸片、超声心动图检查。

2.血液学检查

术前1周内行血常规、凝血常规、血生化、胰腺功能、血清学及肿瘤标记物等相关血液学基线检查。

3.术前常规准备

（1）胰头部肿瘤合并胆管和胰管梗阻者，术前于内镜下置入非金属支架；如果内镜下支架置入不成功者则行经皮穿刺胆系引流。

（2）术前1周禁用具有抗凝作用的药物，短效抗凝药应于术前48 h停药。

（3）术前24 h麻醉访视评估。

（4）术前1 d给予胰酶抑制药物，禁食禁水6 h，常规行清洁灌肠，留置导尿管，手术当天留置胃管。

（5）术前签署知情同意书。

（四）纳米刀消融操作原则

1.麻醉管理

纳米刀消融术需要全麻，采用丙泊酚诱导，可以空气/氧气/七氟烷混合气体麻醉维持，芬太尼或瑞芬太尼术中镇痛，术中应同时行有创动脉血压、心电、血氧饱和度监测。高压脉冲电场会引起肌肉收缩，中度以上的后腹膜或横膈膜以及腹壁肌肉刺激性收缩会导致靶器官的位移，从而增加穿刺电极对靶器官的创伤或电极针的移位，因此术中联合应用非去极化型神经肌肉阻滞剂（维库溴铵、罗库溴铵等）来减少肌肉收缩（TOF1/4=0）。此外，IRE消融过程中发放电脉冲时，患者可出现心率增快、血压增高等现象，应及时给予药物调整。

2.影像学引导与操作步骤

（1）CT引导路径

根据术前患者1周内影像学资料选取适合体位及穿刺路径，体表贴定位栅定位或导航及机器人辅助导航定位。建立双静脉通道，桡动脉血压监测。麻醉完成后，行腹部增强CT扫描（扫描层厚5 mm），根据肿瘤大小及位置确定电极针数（最少不少于2根，最多不超过6根）及进针路线，以进针路径短、避免损伤腹部重要血管和脏器为原则，根据病灶位置和最佳穿刺路径必要时可经过肝脏、胃、肠道。

（2）超声引导路径

患者选取合适体位，行常规超声检查，确定病灶位置后，行术前超声造影（CEUS）检查，明确病灶边界、周围血管关系及病灶前方血管分布情况，在造影像测量病灶大小。根据病灶大小、位置选择电极针数，并制定进针方案，于超声引导下将电极针穿刺到病灶，进针原则同CT引导。

3.穿刺布针原则

消融针为19 G单极电极针，长度15 cm，调节针尖裸露端为1.0~1.5 cm，针间距2 cm左右。电极针应尽量两两平行，沿病灶长轴进针，消融区域涵盖全部病灶，由于消融区电压呈梯度向外周逐渐递减分布，根治性治疗布针方案应遵循消融区完全覆盖病灶及其周围至少0.5 cm以上的原则。贴近血管布针时电极针应尽量沿血管长轴走行，避免与血管距离小于0.5 cm或直接垂直于血管方向穿刺布针。

4.消融参数选择及操作

采用CT引导进针完毕后，行腹部CT平扫并进行多方位三维重建确定电极针位置、距离及穿刺过程中有无重要脏器及组织损伤；采用超声引导时直接在超声探头引导下将电极针准确穿刺到位，穿刺过程中注意避开周围血管组织。电极针位置和距离确认后利用设备的消融计划系统调整适合的消融参数，以达到消融区涵盖全部瘤体，推荐消融参数如下：电压（每2根平行电极针间电压设定）2500~3000 V，脉冲数90~100个，脉宽70~90 μs。以20个脉冲进行消融测试观察消融后电流上升情况，电流达25 A以上并随时间有上升趋势者测试合格，开始进行正式消融。1组循环脉冲释放后查看电流上升幅度达12~15 A，最大电流不能接近50 A，否则做相应的参数调整。采用超声引导时可结合术中超声表现随机进行参数调整，对于直径大于等于2.5 cm的病灶，根据暴露端长度退针消融，直至消融区域涵盖全部病灶，不推荐原位重复消融大于等于3次。消融结束后，再次行腹部增强CT扫描或CEUS，评估消融是否完全、是否有出血以及重要结构损伤。

5.实体肿瘤术中评价标准

推荐使用消融术后即刻覆盖程度分级评价：消融完成后即刻行影像学检查评估消融区涵盖病灶程度并分为3个等级，术者根据此评估确定是否追加或结束消融治疗：理想覆盖（IC）：消融区域覆盖全部靶病灶，且至少超过病灶边缘0.5~1 cm；完全覆盖（CC）：消融区域完全覆盖肿瘤但未达到理想覆盖；部分覆盖（PC）：消融区域未完全覆盖肿瘤。

术者根据评估结果确定是否追加或结束消融。

（五）术后护理

患者麻醉复苏后如无不适，由麻醉医师护送返回病房，行心电监护，常规给予静脉营养及抗生素预防感染治疗，根据患者情况酌情使用止痛药物。如患者无出血，术后6 h开始予预防剂量低分子肝素皮下注射，预防血栓形成。术后禁食并使用胰酶分泌抑制剂至血清淀粉酶正常为止，逐渐开放经口进食。

（六）并发症的防治

胰腺癌不可逆电穿孔消融主要并发症包括心律失常、恶心呕吐、腹胀、血栓形成、出血及术后感染、胰漏等。

1.静脉血栓形成

纳米刀消融虽不会对血管结构造成严重破坏，但电脉冲释放可对血管内皮细胞造成可逆性损伤，消融区局部水肿可能加重血管管腔狭窄，引起血流减慢，导致门脉系统内血栓形成，尤其对于术前已有肿瘤侵犯门静脉并管腔狭窄的患者更易出现。因此，在明确无活动性出血的前提下，消融术后推荐尽早使用抗凝药物，预防血栓形成，抗凝应以短期预防为主要目的。

2.出血

常见原因包括：①术中电极针穿刺血管损伤，术中及术后即刻出现，CT扫描及超声即可发现；②术前病变侵犯血管壁全层，消融引起瘤细胞坏死和血管壁完整性破坏，引起术后出血，常于术后1~7 d内出现；③消融结束后肿瘤侵犯血管处血管壁完整性遭到破坏，形成假性动脉瘤，常于术后2~4周出血。对动脉血管结构破坏引起的出血应及时采取介入栓塞止血。

3.心律失常与血压增高

由于不可逆电穿孔消融时产生高压电脉冲，高压电场可引起区域内细胞跨膜电势增加，导致细胞通透性增高，形成大量离子转运通道，引起人体生物电紊乱，诱发患者心律失常，且手术过程中电脉冲对肌肉及神经组织的刺激可引起患者严重的肌肉收缩及癫痫发作。采取全麻并且术中用肌松剂及神经阻滞药物维持患者肌肉完全松弛，部分患者在脉冲释放过程中曾出现血压及心率一过性升高，于脉冲释放结束后，逐渐恢复正常，且多在胰腺肿瘤消融时出现。术中应常规备有除颤装置。

4.术后感染

由于胰腺为腹膜后位器官，前方常有结肠阻挡，进针时偶尔需经过部分肠道，使针尖无菌环境遭到破坏，如此时针尖再次经过其他血管组织，术后可引起血源性感染，引起菌血症。此类并发症主要与操作者术前进针路线选择、操作经验以及患者术前是否充分肠道准备相关。术者穿刺过程中应注意进针深度及角度，缓慢进针，避免反复调针。

5.热损伤

由于纳米刀基本为常温物理消融方式、消融过程不受热沉效应影响，故广泛应用于邻近血管或重要脏器的组织消融。由于不同组织存在不同阻抗，具有不同导电性，在不同组织参数设定下仍会引起消融区域温度变化。消融过程中贴近电极针暴露端处温度最高，主要与距电极针暴露端长度、消融时间、脉冲时间等相关，对术前胰胆管内金属支架植入的患者，可在手术取出支架后择期进行不可逆电穿孔消融治疗。为避免高温引起胰管、肠管及血管组织损伤，布针时应尽量避免电极针暴露端紧贴上述组织。

6.其他可能发生的并发症

对肿瘤毗邻周围空腔脏器时，术前应充分评估肿瘤侵犯范围并慎重行不可逆电穿孔消融，如病变侵犯肠管及血管壁全层，术后消融区域组织坏死，易引起肠漏、胰漏及出血等严重并发症。

（七）术后评价

推荐使用实体肿瘤消融疗效（消融率）评价标准：见肝脏部分。

（八）随访

术后1天、1周、1个月、3个月、6个月、12个月进行血常规、CA19-9、CEA、胰腺功能等血液学相关检查，以及影像学中腹部增强CT或MRI检查，推荐6个月行PET/CT评估。此后每间隔3个月进行复查。

四、肾癌纳米刀消融

（一）概述

外科切除是肾癌首选治疗方法，对局部切除保肾治疗困难者及不愿意或因其他原因无法手术切除者，如：①身体状况较差无法耐受手术者；②先天性或后天性独肾，术后有较高的肾功不全风险者；③肿瘤位于肾门者；④因其他肾脏基础病导致肾功储备差，需保全肾单位者；⑤外科切除术后局部残留或复发者，消融是常用且可达到根治的手段，特别适合保肾的治疗。传统温度消融（Themoablation）包括射频消融、微波消融和冷冻消融等，具有创伤小、见效快、可重复性高的优点。但因温度消融容易损伤血管结构，肾脏集合系统特别是肾盂和输尿管对温度敏感，损伤后易出现局部狭窄甚至积水，严重者会损害患者肾脏功能。纳米刀消融的特性适用于脉管和管腔结构丰富的肾脏肿瘤的治疗。

（二）适应证与禁忌证

1.适应证

（1）影像学和病理学诊断明确的肾脏原发肿瘤。

（2）肿瘤直径（术前增强CT/MRI扫描横轴位最大径测量）小于等于5 cm，数目小于等于3个。

（3）KPS评分大于等于50。

2.禁忌证

（1）严重心律失常、癫痫病史或心脏起搏器植入者。

（2）严重心、肺、肾功能不全而不能耐受全麻者。

（3）造影剂过敏或因其他原因无法进行CT/MRI增强扫描者。

（4）术前1周内血常规检查血红蛋白小于70 g/L或血小板计数小于80×10^9 /L者。

（5）消融区域内有金属植入物者；距离消融区边缘1 cm内有金属植入物者不推荐使用纳米刀消融，如可更换建议更换非导电材质。

（6）术前下腔静脉受侵犯者为相对禁忌证。

（7）泌尿道梗阻导致肾盂重度积水者需要置管后消融。

（8）1周内服用过抗凝药物且凝血功能异常者。

（9）泌尿系统感染、全身急性感染或慢性感染急性期患者。

（10）妊娠、精神异常或有精神病史且不能自主配合者。

（三）围手术期准备

（1）术前行腹部增强 CT 或 MRI 检查，必要时可行PET/CT 或 PET/MRI 检查。

（2）术前完善血常规、尿常规、凝血常规、肝肾功能、电解质、肿瘤标记物等相关实验室检查，服用抗凝药物者术前停药至少7 d，肝素停用至少48 h。

（3）术前检查 ECG、心超检查、肺功能及麻醉评估。

（4）术前1 d常规肠道准备，禁食禁水，术前1 h留置导尿管。

（5）术中患者全身麻醉，气管插管，心电监护，有创实时监测动脉血压。

（6）术中严密监测患者心率、ECG和血压变化，并备除颤装置。

（7）纳米刀治疗过程中给予肌松剂及神经阻滞药物维持患者肌肉完全松弛，避免电脉冲刺激后肌肉过度收缩导致组织损伤和电极针移位。

（8）术后当日心电监护，术后1~3 d记录24 h液体出入量，查血、尿常规和肾功能，根据尿量调整补液量。

（9）术后24 h内行腹部CT或超声检查。

（10）部分患者纳米刀消融后出现肾区疼痛，可能与术区水肿、肾包膜张力升高有关，多数为自限性，术后2~3 d内可明显缓解。少数疼痛呈持续性或进行性加重者，需排除肾区血肿后方可使用镇痛药物。

（四）纳米刀消融操作原则

1.影像学引导穿刺和布针

CT引导下进行穿刺布针较为方便，也可超声引导下进行操作，所选择的影像学引导方式应具备完整显示肿瘤及周围正常脏器并能准确确定电极针位置和电极针排列空间位置的特性。根据术前影像学资料选择适合的体位。麻醉完成后，根据病灶部位和大小确定电极针数目（2~6支电极针）和穿刺路径。电极针的进针方向应尽可能与病灶的长轴平行，同时避开腹腔重要血管和脏器。为确保电极针保持两两平行、间距控制在2 cm左右。

2.消融参数选择及操作

根据电极针的间距，选择电极针之间的电压及消融参数如下：脉冲100，脉宽70~90 μs。以10~20个脉冲进行消融测试，测试组织导电性符合治疗要求后，开始进行正式消融。每对电极进行2组各90~100次脉冲治疗，1组循环脉冲释放后，根据电流变化情况对参数进行调整。如单次消融无法覆盖全病灶则可调整电极针位置并进行多点多次消融，直至消融区涵盖全部瘤体和瘤体周围5 mm的安全边界，调针时应避免同一区域多次重叠消融引起组织过度损伤。如患者肾功能允许，建议在术后即刻行CT增强明确病灶边界和治疗是否彻底，以及是否有血管的损伤。

3.消融同步活检

由于肾脏及肾肿瘤为富血供结构，为了避免穿刺活检引发的出血和针道转移，对影像学诊断确切的肾癌可实施消融术同步活检：①术前根据病灶位置标记活检针穿刺进针点，尽量避免经过重要血管及其他脏器并选取最短进针路径；②按术前计划将纳米刀消融针穿刺到位后进行消融，完全消融后行即刻增强CT扫描判断有无局部血管破损；③经皮肤标记点置入活检同轴针穿刺入病灶内，CT扫描位置准确后放入活检针；④再次行CT扫描活检针槽位于病灶内后切割取材；⑤复查腹部CT评估是否有穿刺活检相关并发症发生；⑥同轴针道进行局部止血材料填充后拔针。

（五）并发症处理

纳米刀消融作为一种微创治疗方法并发症的发生率低和轻，包括出血、心律失常、疼痛和尿潴留等，严重并发症的报道罕见。

1.出血

肾脏纳米刀消融术由穿刺损伤引起的出血为自限

性，无需特别干预。如果活动性出血药物无法控制时则可行经动脉血管栓塞。

2.心律失常

多数是自限性的，少数通过电复律后恢复正常。

3.急性肾功能损伤

多数急性肾功能损伤均较轻微呈自限性，肾功能在术后1~3 d内可恢复。术后水化和碱化有利于肾功能的保护。

4.尿潴留

尿潴留为少见并发症可能与前列腺增生或麻醉相关，通过留置导尿和功能训练可缓解。

（六）疗效评估

见肝脏及胰腺部分。

（七）纳米刀消融联合免疫治疗

纳米刀消融可以诱导产生免疫效应，不同的细胞死亡方式可能与病灶形态、消融参数、消融区域形态及细胞与电极针间的距离相关。消融过程中所产生的细胞死亡方式并不单一，组织的不均质性以及消融区域电压及电流分布差异均可引起细胞死亡形式间的差异，因此纳米刀消融后的免疫效应不相同。IRE联合免疫治疗无疑可以增强肿瘤的治疗效果，使患者获得更大收益，因此，在对实体性肿瘤进行局部纳米刀消融灭活的同时，应当重视联合全身免疫治疗。

第六章

放射性粒子植入

一、概述

以放射性粒子植入为代表的内放疗技术是传统外放疗技术的延伸。早在1901年，皮埃尔居里首次通过小型镭管插植治疗恶性肿瘤，标志着内放疗技术的诞生。1970年Felix Mick研制出低能碘125粒子源，碘颗粒封入胶囊，置入钛管。碘125随即也被应用至前列腺癌的内放疗，在其后的数十年间，疗效得到临床验证和广泛认可。近年来，尽管不断有新型放射性核素应用于临床，如^{226}Ra、^{192}Ir、^{60}Co、^{145}Sm、^{103}Pa等，但是，碘125依然是目前最为常用的内放疗核素，并成为传统外放疗技术的重要补充。与传统外放疗相比，碘125粒子永久性植入有其独特优点，包括局部剂量高、对周围正常组织保护好、手术创伤小等。放射性粒子植入技术在我国虽然起步较晚，但近年来异军突起，手术量年复合增长率达30%以上，仅2021年就植入碘125放射性粒子逾300万颗，治疗恶性肿瘤患者3万余例，已成为恶性肿瘤治疗的另一支生力军。在我国，放射性粒子植入治疗不仅广泛用于各种实体器官瘤治疗，如肺癌、肝癌、头颈部肿瘤等，还创新性地用到食管癌、胆管恶性肿瘤、门静脉癌栓、气道恶性肿瘤的治疗并被写入国际临床指南。然而，碘125粒子植入技术快速发展的背后存在一系列困惑，尤其是标准化和同质化不足。因此，在放射性粒子植入治疗恶性肿瘤领域，亟待明确粒子植入治疗适应证、粒子植入治疗技术应用方法及流程等，建立完整的粒子规范化培训，推动放射性粒子植入治疗恶性肿瘤技术在中国的不断发展和完善。

（一）粒子植入历史沿革

放射性粒子植入治疗属于近距离治疗范畴，技术历史可追溯到19世纪初，距今已有120多年历史。1901年，法国著名物理学家皮埃尔居里（Pierre Curie）在世界上首先提出近距离治疗概念，他认为将放射源植入肿瘤内，核素持续释放射线可起到杀伤瘤细胞的作用。他给了Dr.Danlos一个含镭盐的小棒，并建议他将镭插进肿瘤内进行治疗。1903年Godberg等首先用镭盐管直接贴近患者皮肤基底细胞癌表面来治疗，获得了意想不到的疗效。1909年，巴黎镭放射生物实验室利用导管，将带有包壳的镭置入前列腺，完成了第一例近距离治疗前列腺癌。但由于剂量掌握不当，造成患者直肠严重损伤。1914年，Pasteau和Degrais首次使用镭管经尿道插入治疗前列腺癌。1920年，巴黎镭研所研制了可长期使用，且无广泛损伤的用于口腔癌放疗的镭针。1925年孙中山先生患肝癌在北京协和医院住院治疗，曾应用镭针进行肝部肿瘤插植治疗。

1965年，Pierguin和Dutreix确立了放射性核素布源规则，并命名为"巴黎系统"，要求植入源均呈直线型、彼此相互平行、各线源等分中心位于同一平面、各源相互等间距、排布呈正方形或等边三角形、源的线性活度均匀且等值、线源与过中心点的平面垂直。

1972年，Whitmore首次报道通过耻骨后插植碘125粒子治疗局部和转移性前列腺癌，奠定了近距离治疗基础。1987年，Blasko等发展了计算机治疗计划系统和超声引导下会阴部模板植入技术，使碘125粒子在靶区剂量分布更均匀，对周围重要器官损伤更小，从而使该技术更趋成熟。1997年ICRU58号报告对组织间插植治疗吸收剂量和体积参数做出了明确建议，并引入肿瘤靶区（GTV）、临床靶区（CTV）、计划靶区（PTV）等概念，明确了肿瘤体积剂量概念，使不同单位治疗有了统一参考标准。

2001年，我国研制成功具有独立知识产权的碘125粒子，同年11月北医三院王俊杰率先成功完成国内首例经会阴超声引导放射性碘125粒子植入治疗前列腺癌，开启了我国放射性粒子植入治疗的全新里程。

此后20余年，我国学者积极探索、勇于创新，将放射性粒子广泛用于头颈部肿瘤、肺癌、胰腺癌、肝癌、椎体转移瘤、恶性腔道梗阻的治疗，为难治性肿瘤提供了生存机会。

2006年以来，滕皋军团队在非血管功能支架的应用研究取得突破性进展，在国内首次将碘125放射性粒子与支架联合起来制成内照射支架，并成功用于食道癌、恶性梗阻性黄疸、门脉癌栓及恶性气道狭窄的治疗，为恶性腔道梗阻治疗提供了崭新模式。目前，国内多家医院陆续开展了此项工作，并取得了令人鼓舞的成绩。

随着影像学、放射物理学的飞速发展及计算机治疗计划系统、分析系统的改进，放射性粒子植入治疗技术正在进一步发展和完善，造福广大的肿瘤患者。

（二）粒子植入的基本原理

碘125粒子植入为放疗中近距离治疗的一种。目前临床常用碘125粒子为6711-99型，主要物理特性如下：长4.5 mm，直径0.8 mm，半衰期59.4 d，常用活度：0.3~3.0 mCi，主要释放γ射线，能量27~35 kev，组织半价层 1.7 cm，铅半价层 0.025 mm。

碘 125 粒子植入肿瘤后释放的 γ 射线剂量率约为 0.7 cGy/h，为极低剂量率照射。其操作方法为在 TPS 及影像学指导下，用细针、导管、支架等方式将粒子放置在肿瘤内部或边缘，对肿瘤持续照射，使肿瘤组织内分裂周期不同细胞接受不间断的均匀照射直接损伤其 DNA 单、双链或产生自由基杀灭肿瘤。其优势主要有：①局部剂量高：一定程度解决了瘤细胞放射敏感性不一致对疗效的影响；②持续不间断照射：克服细胞周期时相再分布、乏氧、瘤细胞再群体化等因素导致的部分瘤细胞对射线不敏感难题；③靶区外剂量迅速跌落：充分保护正常组织；④诱导机体控瘤免疫反应再激活等。

（三）粒子植入的适应证、禁忌证

放射性粒子组织间植入治疗肿瘤是通过影像引导将放射性粒子植入到肿瘤靶区内治疗肿瘤。首先将肿瘤影像信息传输到计算机治疗计划系统，医师和物理师设定靶区和危及器官、定义处方剂量，设计针道路径，之后再根据术前计划，通过影像引导将放射性粒子植入肿瘤靶区内。

1.适应证

（1）手术或外放疗后复发；或拒绝手术、外放疗患者，肿瘤直径小于等于7 cm。

（2）病理学诊断明确。

（3）有合适的穿刺路径。

（4）无出血倾向或高凝状态。

（5）身体一般情况可（KPS大于70分）。

（6）可耐受放射性粒子植入术。

（7）预计生存时间大于3个月。

2.禁忌证

（1）有严重出血倾向，血小板小于$50×10^9$/L和凝血功能严重紊乱者（凝血酶原时间大于18 s，凝血酶原活动度小于40%）。抗凝治疗和（或）抗血小板药物应在粒子植入治疗前停用1周。

（2）无合适穿刺路径。

（3）预计划靶区剂量达不到处方剂量设计要求。

3.相对禁忌证

（1）广泛转移，预计生存期小于等于3个月。

（2）严重合并症，感染期、免疫功能低下和肾功能不全者。

（3）肿瘤破溃。

二、肺癌的粒子植入治疗

（一）适应证

1.非小细胞肺癌

（1）非手术适应证者。

（2）不能耐受手术、放疗、化疗者。

（3）拒绝手术、放疗、化疗者。

（4）手术后复发不能再次手术者。

（5）放疗、化疗后失败者。

（6）无全身广泛转移者，或有转移经积极治疗得到有效控制者。

（7）KPS（karnofsky performance status，KPS）评分大于60分，预期存活大于6个月者。

（8）肿瘤直径小于等于7 cm。

2.小细胞肺癌

对放疗、化疗不敏感或放疗、化疗后复发的小细胞肺癌可试用，应征得患者同意并签署知情同意书。

3.肺转移瘤

（1）单侧肺病灶数目小于等于3个，最大瘤径小于等于5 cm。

（2）如为双侧病灶，每侧肺病灶数目小于等于3个，最大瘤径小于等于5 cm，应分侧、分次进行治疗。

以上适应证，除肺转移瘤并不强求活检病理确认，对原发性肺癌，建议取活检病理确认后再行粒子植入，部分影像学典型或其他活检方式基本确认为肺癌者，可在进行放射性粒子植入过程中同步进行穿刺活检病理确认。确因活检操作具有较高风险，或患方强烈拒绝者，应充分告知并签署知情同意书。

（二）禁忌证

（1）恶病质。

（2）不能耐受经皮穿刺手术。

（3）严重心肺功能不全。

（4）重度上腔静脉综合征及广泛侧支循环形成。

（5）相对禁忌证。

肿瘤直径大于等于7 cm时，应征得患者同意并签署知情同意书。

（三）技术方法及流程

1.术前准备

（1）化验检查

包括但不限于血、尿、粪常规，肝、肾功能，凝血功能，肿瘤标志物，血型检查和感染筛查，心电图等检查。

（2）影像检查

常规进行胸部（增强）CT扫描；必要时可行胸部MR；全身PET-CT也是评估肿瘤分期及局部病情的常用检查。

（3）检查时限

如化验检查和影像检查距离手术时间过长，应及时据病情变化重新补做。

（4）制定计划

利用放射性粒子植入计算机三维治疗计划系统勾画靶区，设计合理的粒子植入计划，并订购相应活度及数量的粒子。

（5）对症处理

对于患者存在影响手术配合度或安全性的不适症状，应在术前给予对症治疗直至评估可耐受配合手术顺利进行。如患者不可抑制的咳嗽，可给予镇咳处理后再进行手术。

（6）术前谈话

充分告知患方粒子植入手术的必要性、操作流程及患者获益，重点交代手术相关风险和替代方案，回复患方问题，取得患方理解并签署知情同意书。

（7）药品及设备

核对术中可能应用药品（麻醉药物、抢救药物等）的准备，并确认相关设备（操作引导设备、粒子植入配套器械、麻醉机、心电监护仪、除颤仪等）的正常运转。

2.术中操作

（1）体位摆放

将患者按术前预设体位进行摆放，必要时可取辅助装置给予固定，体位摆放需兼顾患者舒适性，术者操作便捷性及安全性。

（2）路径设计

根据术中影像扫描进行穿刺路径设计及定位，路径选择并不单纯追求"最短距离"，应根据穿刺及粒子植入的安全性进行规划设计。

（3）麻醉镇痛

通常情况下，消融操作仅需1%~2%利多卡因或0.2%罗哌卡因局麻即可完成。对儿童、术中不能配合、预计手术时间长者，可采取区域神经阻滞或全麻进行镇痛管理。

（4）引导方式

a.CT：CT是放射性粒子植入治疗肺癌最佳影像引导手段之一。

b.超声：适合临近或紧贴胸壁，且体积不大的肺癌病例。

c.其他引导方式有：MR、SPECT/CT等。

（5）穿刺方式

a.徒手操作：对经验较多的医生，如肺内病灶位置稳定，体积不大，仅需少量植入针及穿刺次数即可完成，可常规应用。

b.模板辅助：用共面或非共面模板行穿刺引导，适合需耗费大量时间反复确认穿刺位置的病例。

c.导航辅助：有条件单位可用更为精准的导航及类似装置进行粒子植入。

（6）粒子植入

按术前计划进行粒子植入，粒子间可等距离或不等距离分布，应用粒子链可有效避免植入过程中的粒子移位。

（7）术中剂量优化

有条件单位，建议进行术中剂量优化。必要时可补充植入以便达到预设要求。

（8）并发症处理

术中观察有无并发症发生，如出现紧急或严重并发症，应暂停操作，及时处理。对并不影响粒子植入手术过程且患者无明显不适的并发症，可在整体手术结束后进行对症处理。

3.术后管理

（1）并发症处理

不同于术中并发症，部分患者可在粒子植入后出现不同程度副反应，有时有延迟性并发症（如延迟性气胸等）。据情对症处理，部分患者适当延长住院时间观察至症状消失。

（2）术后质量验证

粒子植入治疗结束后，需将最终CT扫描图像输入计算机三维治疗计划系统进行质量验证，判断粒子植入手术的效果，对可能出现的并发症进行预防。

（3）术后宣教

放射性粒子植入术后需要在植入部位进行适当防护。

（4）术后复查

出院后定期随访复查。

（四）术后并发症

1.气胸

发生率为10%~30%。肺压缩程度小于10%，大多不需处理，气体短期内即可自行吸收，少数需穿刺抽气。肺压缩10%~30%，需暂停操作，穿刺针进胸膜腔，连续抽气使肺快速复张，待血氧饱和度恢复正常、肿瘤归位后再继续植入粒子。粒子植入后确认是否仍有漏气，必要时置管引流或行胸腔闭式引流。肺压缩30%以上者，立即行胸腔闭式引流。

2.出血

（1）肺出血

发生率为10%~20%，中心型肺癌发生率高于周围型肺癌。原因主要为穿刺损伤肺实质内血管以及刺中瘤体内血管所致。肺出血除使用一般止血药对症处理外，不需特殊处理。

（2）咯血

常为术中或术后少量血痰，术后数天内逐渐减轻。常规使用一般止血药对症处理即可。大量咯血造成窒息罕见。

3.胸腔内出血

因穿刺损伤肋间和（或）肺内血管，血液沿针道流入胸膜腔。一般出血不足100 ml，CT仅见肺底有液性区，合并气胸可见小液平。出血量大于300 ml，CT可见明显积血和气液平面。出血量大于500 ml，常因肋间动脉受损，出血迅速，导致有效血容量不足，患者面色苍白、冷汗淋漓，心率加快、血压一过性降低，此时应停止操作立即退出所有穿刺针，平卧位放置患者，给予止血药和静脉快速补充以乳酸钠林格液为主的液体，必要时给予代血浆和升压药静滴。密切观察血压、心率变化，待生命体征稳定后返回病房。常规止血药处理。

4.循环改变

CT引导下经皮穿刺时，因紧张、疼痛或原有心脏病而诱发。最常见为窦性心动过速，给予密切观察，必要时给予相应抗心律失常药物。肋间神经阻滞不完全，穿刺疼痛会致大汗淋漓、虚脱甚至休克，应立即给升压药处理并补充有效循环血量。

5.术后发热

一般为低中度发热，体温38℃以内，几天内即可恢复正常，血白细胞计数也降至正常。

6.粒子移位

粒子植入后可以发生移位、迁移至远端细支气管、脱落游离至胸腔，甚至造成肺栓塞。

7.放射性损伤

相对少见，剂量过高时可发生。

三、肝癌的粒子植入治疗

原发性肝癌目前主要治疗手段为手术治疗、局部治疗及靶向免疫治疗。局部治疗中最常用的是经肝动脉栓塞术及局部消融术。对富血供肝癌，肝动脉栓塞术仍是首选。由于肝癌在放射生物学上属于放射敏感性肿瘤，对少血供肝癌、转移性肝癌及肝动脉栓塞后效果不佳及局部消融治疗或免疫治疗失败者可考虑局部碘 125 粒子植入治疗。

（一）适应证

（1）直径小于 8 cm 的肝癌。

（2）无法手术切除或拒绝手术。

（3）肝癌术后复发不宜手术。

（4）预计生存期大于 6 个月。

（5）重要脏器功能欠佳不能耐受其他治疗方案者。

（二）禁忌证

（1）弥漫性肝癌。

（2）肝癌病灶超过 5 个或病灶直径大于 8 cm。

（3）一般情况差，严重心、肝、肺、肾功能不全或有出血倾向、生命体征不平稳。

（4）严重的全身感染。

（5）肝硬化，肝功能分级Child-Pugh C级。

（三）操作方法

1.术前准备

（1）完备影像学检查。

（2）完善实验室检查，包括血液检查及心电图等。

（3）用TPS系统计算放射性粒子剂量及分布，亦可用术前影像资料并利用TPS系统制定3D模板。

（4）预定粒子并将粒子、植入枪及镊子等灭菌处理，准备手术包及术中急救器械及药品。

2.引导方法

（1）CT

CT常用于放射性粒子植入的引导，尤其能监测粒子植入后分布并进术中验证，但常受呼吸移动影响，需反复调整穿刺针方向及深度，配合3D模板可提高穿刺及粒子植入速度。

（2）超声

对于肝内特殊部位病灶，如膈顶、肝门部、大血管旁的病灶，可用超声引导行穿刺，同时由于超声是实时监测，可极大地提高穿刺准确率及粒子分布准确性，但不能用于术中剂量验证。

（3）超声联合CT

超声联合CT可集中超声和CT优势，提高穿刺准确性，减少出血及重要脏器损伤，提高穿刺效率及质量，亦能完成术中剂量验证，及时调整计划，防止"热区"及"冷区"出现。

3.手术操作方法

在超声及CT等引导下，按术前计划，无菌操作将穿刺针穿刺到病灶内，扫描证实后退出针芯，按术前计划植入粒子，植入后再次扫描，并行术中验证，如有需要可及时补种粒子，尽量做到与术前计划一致。粒子植入完成后，可用明胶海绵颗粒对穿刺通道进行封堵，尤其是对术中穿刺针有明显出血或凝血功能差的患者，封堵穿刺通道可有效预防术后出血。

4.术后处理

术后需要监测患者生命体征，适当应用止血药及止痛药。对植入区应用铅衣覆盖，做好周围人群辐射防护。

5.并发症及处理

（1）放射性肝损伤及放射性肺炎

严格进行术前计划及术中验证，此类并发症多可避免，如出现则应根据相关指南，积极应用激素治疗并加强保肝及预防感染等治疗。

（2）出血

包括穿刺点出血及腹腔、胸腔、肝包膜下、肝内及胆道出血。发现出血后应及时关注生命体征，注意监测血红蛋白变化。少量出血采用局部压迫或用止血药物后停止。对造成生命体征不平稳的出血，须及时输血，采用介入方法明确出血部位并行栓塞治疗。如仍不能有效止血，必要时需外科治疗。

（3）感染

根据药敏试验合理使用抗生素。根据体温及血白细胞变化，调整抗生素应用及时长。

（4）疼痛

可依据疼痛程度评分予以适当止痛治疗。对剧烈难以忍受的疼痛，需及时进行影像学检查以明确疼痛原因，避免过度镇痛对病因的掩盖。

（5）气胸

对术中经胸腔穿刺患者，术后及时送回病房后均要监测血氧饱和度，注意迟发性气胸发生，对少量气胸，可予吸氧，无需处理，如出现大量气胸，需行抽气或行胸腔闭式引流。

（6）粒子迁移

肝内粒子植入可因粒子进入血管出现肝内或远处迁移。如粒子进入门脉，可出现粒子在肝内迁移，如进入肝静脉，则粒子可随血流进入心脏及肺内。如出现上述迁移，应注意应用影像学进行随访，并做好局部辐射防护。粒子链应用，可有效减少粒子迁移的发生。如粒子移位至体外，应用铅罐收集粒子，根据相关安全预案处理。

（7）胃十二指肠溃疡，胆瘘及胰瘘

均为罕见并发症，重在预防，如出现须行抑酸、保护黏膜、生长抑素、胃肠减压等治疗，必要时须外科手术治疗。

6.疗效评估

作为肝动脉栓塞治疗的有益补充，碘125粒子植入后疗效评估仍需影像学检测，利用实体瘤的RECIST/

mRECIST评估标准，判定治疗效果。

四、头颈部肿瘤的粒子植入治疗

(一) 治疗技术流程

1.术前病情评估

(1) 采集病史、体格检查、明确诊断。

(2) 完善影像学检查，评估肿瘤情况。

(3) 术前常规化验检查、评价身体一般情况和重要脏器功能。

(4) 术前讨论明确适应证，评估手术风险，首选采取多学科或MDT讨论。

2.术前CT模拟定位（该步骤适用于使用3D打印模板辅助治疗）

(1) 定位准备

a.患者体位训练：仰卧、俯卧、侧卧。

b.术前准备：头颈部需要备皮。

c.体位固定器准备：采用面网、负压真空垫联合固定技术。

(2) CT模拟定位

a.体位固定：选择便于操作的体位固定，兼顾患者舒适性和耐受性。

b.增强CT扫描：利用激光定位坐标，标记出体表进床、升床、左右激光线位置。

c.体表标记出肿瘤范围：确定肿瘤上下、左右范围，对应皮肤作标记。

d.定位针标记点：选择肿瘤中心点为固定针道设计点，或选择骨性结构作为皮肤标记点，便于CT扫描识别，同时建立X、Y轴坐标系。

3.术前计划设计

（1）将定位CT扫描图像和相关影像信息传输到治疗计划系统，图像融合、三维重建。

（2）勾画靶区、危及器官：设计针道、制定处方和危及器官剂量。

（3）医师和物理师共同完成计划设计，上级医师审核计划。

4.3D打印模板辅助CT引导粒子植入治疗技术流程

（1）术前准备：患者CT扫描重新复位，体位固定，消毒铺巾。

（2）麻醉方式：大多采用局部麻醉，舌癌采用舌根麻醉，儿童多全身麻醉。

（3）模板复位：根据体表标识激光线与模板坐标系

吻合。

（4）插植固定针：插植固定针3根，行CT扫描，确认其与固定解剖结构的关系，与术前设计相吻合。

（5）粒子针插植：全部粒子针插入模板引导柱或部分进入体内。

（6）针位置校验：多次复扫CT，适时微调，以确保针尖位置与术前计划相吻合。

（7）粒子植入：根据术前计划依次植入粒子。

（8）术后评估：术后重复CT，明确靶区粒子分布，有无并发症，和粒子与危及器官的关系。

5.非模板辅助影像引导粒子植入技术流程

同其他部位。

6.术后剂量评估

（1）术后CT扫描：将术后扫描CT图像传至计划系统。

（2）勾画靶区和危及器官：将术前靶区直接拷贝至术后CT，减少靶区勾画误差。

（3）术后剂量学验证：拾取粒子，剂量计算，生成DVH图，完成剂量学验证。

（二）并发症处理

（1）出血：以局部压迫止血为主，辅助内科保守治疗，必要时介入栓塞或外科手术。

（2）放疗反应：局部红肿，严重者皮肤黏膜破溃感染，应给予消毒抗感染等治疗。

（三）术后随访

（1）随访指标：病灶局部控制、总生存期、病变复发等情况。病灶控制或复发情况应选择CT。

（2）随访时间：出院前病人评价，术后1个月随访，以后每3个月评价1次。

（四）替代治疗

针对随访发现有确切的头颈部肿瘤影像学复发、残留证据的患者，可再次行放射性粒子治疗，一般间隔6个月以上，并适当降低处方剂量。针对拒绝或无法再行放射性粒子治疗者，以及影像学提示放射性粒子疗效不佳者，可考虑外科手术治疗，或联合化疗、立体定向放疗、分子靶向药物等整合治疗。

五、盆腔肿瘤的粒子植入治疗

（一）操作方法

1.术前准备

根据靶区位置及毗邻，个体化选择手术体位、进针路径、粒子活度及处方剂量。术前1周内先按手术体位行增强CT扫描，并将DICOM格式图像传送至TPS，由医师、物理师勾画靶区、危及器官，设计针道及粒子空间排布。应用3D打印模板者，将计划数据传入3D打印机，打印模板、消毒备用。术前6h禁食，补充肠外营养。经胃肠（间）入路者术前应用抗生素，必要时清洁灌肠或胃肠减压，根据靶区位置分时、分次口服稀释造影剂勾画胃肠轮廓。术前半小时给予止痛、镇静剂。随机检测10%的粒子，保证活度误差低于±5%。

2.术中操作

先按要求完成体位复位，确定穿刺进针位置、角度及深度后手术区域消毒，根据实时CT图像，在术前计划引导下穿刺植入针，注意角度、掌握深度、控制速度，感受靶区硬度。穿刺到位后按术前计划完成粒子植入。针道实际位置与术前计划误差较大者可加入术中计划。应用3D模板引导者，术区消毒、模板复位成功后，完成粒子植入。

3.术后处理

术毕拔针即刻压迫10~20 min，根据术后即刻CT图像行术后验证，得出等剂量曲线及剂量体积直方图（dose volume histogram，DVH）。患者卧床休息12 h，术区覆盖0.25 mm铅当量的铅片。经胃肠或肠间穿刺时禁食禁水24~48 h，对症抗炎、补液、消肿等治疗。

（二）主要并发症及处理

1.疼痛

多呈轻-中度（NRS 3-4分），持续数天至2周。注意术前充分麻醉，术中、术后予对症止痛多可缓解，中、重度疼痛在排除急腹症、感染等情况后应给予充分镇痛。

2.出血

多发生于术中或术后3 d，常由穿刺损伤实质脏器或血管所致。对血管损伤可用针尖止血，静脉应用止血药物，必要时经穿刺针填塞明胶海绵，难以控制的出血需急诊介入栓塞或外科手术。为预防术后出血，术毕拔针即压10~20 min，必要时腹带固定沙袋加压4~6 h可有效防止出血，除监护患者生命体征外，术后及时、多次复查血常规。

3.恶心、呕吐

多与穿刺刺激及麻醉药物相关，术中操作轻柔，必要时术后对症治疗，一般3d内可缓解。

4.胆心反射

术中突然心率、血压下降、胸闷气短、心律失常，甚至心脏骤停。若出现胆心反射，应立即停止手术，轻者暂予临床观察，重者立即给予静注阿托品1mg并补液对症处理。

5.感染

多因穿刺或放射性损伤引起腹膜、腹膜后及脏器感染所致。主要表现为反复寒战、发热，胆系感染者体温最高可达39℃~40℃，血白细胞和（或）中性粒细胞比率明显增高。早期明确感染诊断是有效治疗的前提，参照"首次干预—效果评估—感染源控制失败—再次（序贯）干预"思路进行"快、准、全"的感染控制，遵循"早应用、广覆盖、短疗程、动态评估"原则进行抗感染方案制订。术前预防性应用抗生素一定程度可预防感染发生。

6.放射性损伤

多发生于皮肤、胃肠道等射线敏感器官。术前计划须考虑危及器官受量，尤其是曾接受外放疗者，必须按不同粒子活度个体化分布粒子，保持粒子与危及器官安全距离，术后定期复查剂量验证。

7.粒子游走

发生概率在1.7%~64.9%之间。粒子可经胃肠道、血管发生游走或直接脱落入腹腔。游走粒子极少造成辐射损伤，但需警惕粒子相关血栓栓塞事件。一旦发现粒子脱出体外，应立即放入铅罐内，记录时间后交还医院妥善处理。粒子链的应用有望解决粒子游走问题。

8.针道转移

王娟等报道粒子植入针穿刺瘤组织涂片癌细胞阳性率为2.8%~5.2%。对针道转移局部可行外科切除、外放疗或粒子植入。

（三）腹盆部肿瘤粒子植入剂量学

推荐粒子活度：0.3~0.6 mCi，处方剂量40~160 Gy。腹盆腔内的组织器官种类繁多、解剖结构复杂，活度及剂量应根据肿瘤周围是否有危及器官个体化选择。为将不同危及器官的耐受剂量与标准外放疗、近距离治疗相关联，可参考外放疗危及器官耐受剂量TD5/5及TD50/5设定粒子植入时危及器官的剂量。

（四）疗效评估

粒子植入术后疗效评估除根据RECIST1.1标准对靶病灶行重点评价外，剂量学动态管理亦是影响疗效评估与预测的重要一环。王娟等建议在完成术后即刻剂量验证后，至少还需根据半年内每月复查CT图像行动态剂量验证以评价吸收剂量、危及器官受量及粒子剩余剂量。此外还需结合症状缓解程度、肿瘤标记物变化、生活质量及体重等客观指标缓解情况。

六、骨与软组织肿瘤的粒子植入治疗

（一）操作方法

操作方法分徒手操作和模板引导两种方式，鉴于软组织肿瘤常体积较大，模板引导更易达到剂量要求。

1.术前计划

术前3d内行常规CT扫描，层厚3~5mm，体表标记摆位中心线和3D非共面模板。CT数据传输至TPS治疗计划系统进行设计，勾画靶区及危及器官（脊髓、大血管或者邻近重要脏器），设计处方剂量和粒子活度，确定坐标模板位置、方向和粒子针分布和深度，GTV D90

需达到处方剂量要求。

2.模板设计和制作

将TPS数据导入三维影像和逆向工程软件行个体化模板数字建模，并加入X、Y轴坐标信息和针道信息，利用3D光固定快速成型机和医用树脂材料加工得到3D非共面模板，其包含了治疗靶区体表信息、定位标记和模拟针道信息。

3.粒子植入

将3D模板放置于患者治疗区体表，借助患者外轮廓特征、激光线、体表定位线、模板对位参考线进行定位。通过模板导向孔将粒子针经皮穿刺至预定深度，穿刺过程中通过CT扫描监视进针路径，必要时微调，避免损伤神经及血管。参考术前计划进行粒子植入，行CT扫描，了解粒子分布情况，术中优化，必要时增加或减少植入针，保证整个靶区放疗剂量且周围正常组织得到保护。

4.术后剂量验证

术后进行CT扫描，将图像传输到TPS进行剂量研究，剂量学参数包括肿瘤体积、D90、mPD、V100、V150、V200、适形指数（conformal index，CI）、均匀性指数（homogeneity index，HI）、靶区外体积指数（external index，EI）等。D90大于等于PD且V100大于等于90%表示粒子分布良好。

（二）并发症

多为轻微并发症，严重并发症少见。主要是多针穿刺可能损伤血管而导致局部出血，一般为自限性，无需特殊处理，部分严重出血者需行介入血管造影并栓塞治疗。由于骨肿瘤和软组织肿瘤周围有脊髓、神经等重要结构，因此穿刺中要详细阅读术前影像资料，减少对神经的人为损伤。此外有些溶骨性肿瘤位于中轴承重骨，因此存在发生病理性骨折风险，粒子治疗需配合骨水泥成形术，以增加局部骨的力量。

（三）疗效评估

术后半年内每间隔2个月复查胸部增强CT评价局部疗效。按照mRECIST评价标准进行疗效评估：影像学显示所有靶病灶消失，或PET显示肿瘤局部代谢完全消失，或MR显示局部成骨性病变区异常信号完全消失，评价为局部完全缓解（CR）；所有靶病灶长径综合较基线缩小大于等于30%，或PET显示肿瘤局部代谢减弱较基线降低大于等于30%，或MR显示局部成骨性病变区异常信号减弱大于等于30%，评价为局部部分缓解（PR）；靶病灶增大大于等于20%，或PET显示肿瘤局部代谢增大较基线大于等于20%，或MR显示局部成骨性病变区异常信号增大大于等于20%，定义为局部进展（PD）；靶病灶评价为PR和PD之间的命名为疾病稳定（SD）。

七、颅脑肿瘤的粒子植入治疗

（一）治疗技术流程

1.病情评估

对收治的颅脑肿瘤患者，完善必要的相关检查后，首先进行多学科整合会诊MDT或HIM讨论，此过程应有患者及家属参与。得出初步诊疗意见为符合颅脑肿瘤放射性粒子治疗适应证，再经患方同意并签署放射性粒子治疗知情同意书，方可进行手术准备。

2.术前准备

（1）充分的影像学检查，颅脑CT平扫及增强扫描、MRI平扫及增强扫描等。

（2）实验室检查：血常规检查、血凝常规、生化检查等。

（3）住院治疗：完善心电图、心脏超声，充分备皮、空腹、体位固定负压袋，建立静脉通路等。

（4）药物准备：对比剂、抗癫痫药物，预防用止血药、甘露醇等。

（5）术前计划设计、3D模板打印，以及根据术前计划备放射性粒子等。

3.手术方式

（1）影像引导下低剂量率放射性粒子植入。

（2）影像引导高剂量率放射性粒子条插植。

（3）开放手术直视下放射性粒子植入。

（4）外科手术后残腔放射性药囊置入。

（5）术后切缘放射性粒子植入等。

4.引导方式

（1）影像学引导（CT、MRI、PET/CT等）。

（2）导航引导（光学导航、磁导航等）。

（3）模板辅助（通常采用3D打印非共面模板）。

5.麻醉方式

（1）局部麻醉：患者无法耐受全麻或拒绝全麻，可以在局麻下进行。

（2）全身麻醉：建议作为首选，尤其在使用模板辅助以及钻孔通道较多的情况下。

6.手术流程

本共识所述手术流程主要是全麻下CT引导下放射性粒子治疗颅脑肿瘤手术流程。

（1）麻醉、导尿：通常全麻，麻醉后给予导尿。

（2）体位固定：选择合适体位，用真空垫、头垫以及束缚带辅助体位固定。

（3）扫描定位：①若使用3D打印模板，则贴合模板后行CT扫描完成定位模板复位，并在头皮上标记模板边界；②若不使用3D打印模板，则病变对应头皮区域放置定位栅格，行CT扫描，根据术前计划确定头皮钻孔位置并标记。

（4）消毒、铺巾：给予手术区域及周围头皮消毒、铺无菌治疗巾。

（5）颅骨钻孔：①若使用3D打印模板，则复位无菌模板后，进行颅骨钻孔；②若不使用3D打印模板，则根据术前计划及头皮标记点进行颅骨钻孔。

（6）粒子针插植：根据术前计划设计经颅骨钻孔通道穿入粒子针，复查CT，确定进针位置及进针深度。

（7）粒子植入：穿刺针到位后，根据术前计划顺次植入放射性粒子，并拔除穿刺针。

（8）术后评估：完成粒子植入后复查CT，评估粒子分布及有无出血等并发症。并将术后图像导入计划系统，完成术后剂量学验证。

（9）术后处理：根据情况给予头皮切口腱膜缝合并加压包扎，预防脑脊液漏；头部戴铅防护帽防护，确保环境安全；麻醉苏醒后平车送回病房。

（10）围手术期处理：返病房后给予去枕平卧、心电监护、吸氧、留置导尿，嘱患者24 h制动、禁饮食，并给予脱水降颅压、营养支持治疗。

（11）拆线、出院

于术后5~7 d复查颅脑CT平扫检查了解粒子分布情况，及有无粒子游走及出血并发症；给予头皮创口消毒拆线、办理出院。

（二）并发症处理

（1）出血：以内科保守治疗为主，严重者紧急联系外科开颅血肿清除或置管引流。

（2）颅压增高：给予脱水降颅压治疗，通常使用甘露醇联合激素。

（3）脑坏死：为迟发并发症，可以使用激素治疗，必要时联合抗血管生成药物治疗。

（三）术后随访

1.随访指标

病灶局部控制、生活质量改善、神经症状和体征变化、总生存期、病变复发等情况。病灶控制或复发情况应选择 MRI 检查进行评估，有条件可以行 PET/MRI 评估，其评定标准包括 Macdonald 标准及 RANO 标准等。

2.随访时间

出院前病人评价，术后 1 个月随访，以后每 3 个月评价 1 次。

（四）替代治疗

针对随访发现有确切胶质瘤影像学复发、残留证据者，可再行放射性粒子治疗，一般间隔 6 个月以上，并降低处方剂量。针对拒绝或无法再行放射性粒子治疗的，以及影像学提示放射性粒子疗效不佳者，可考虑外科手术治疗，或联合化疗、立体定向放疗、分子靶向药物等进行综合治疗。

八、空腔脏器的粒子植入治疗

碘 125 粒子目前主要应用于食道、气道、胆道及门静脉等空腔脏器。未来有望进一步拓展到下腔静脉、输尿管等其他空腔脏器。食道和气道的碘粒子支架为一体式的，可携带碘粒子的小仓捆绑在支架上，植入前将碘粒子放入仓内，随支架一起释放即可，支架释放过程与普通支架类似。

（一）食道粒子支架

1.适应证

（1）患者有进行性吞咽困难症状，且吞咽困难指数为Ⅲ或Ⅳ级。

（2）经内镜检查并活检病理证实为食管癌。

（3）食管钡餐：病变段明显狭窄，稀钡通过明显受阻，病变上端食管扩张。

（4）患者ECOG评分为0-3之间，意识清楚，能配合手术。

2.禁忌证

（1）患者一般情况差，ECOG评分大于等于4。

（2）病变位置过高，其上缘超过C7水平者。

（3）溃疡型食管癌者。

（4）食管癌伴食管气管瘘或食管纵隔瘘形成者。

3.操作流程

根据患者食管病变的长度和狭窄程度选取食道支架，支架直径16~20 mm，长度为病变长度+20 mm。根据病变放疗处方剂量除以每颗粒子活度得出所植入粒子数，将粒子均匀固定在支架外周，要求粒子间彼此间距在10~15 mm之间，粒子必须覆盖病灶上下缘，且最上缘粒子与支架杯口距离控制在10 mm之内。

患者取侧卧位、局麻下口咬牙垫，经口腔置入造影用导丝和导管，分别于病变上下端推注造影剂显示病变的长度及狭窄程度，交换超硬超长导丝、撤出导管。如果病变部位食道狭窄严重，估计到食管支架释放系统通过困难或释放器释放完支架后撤出困难时，应先行病变部位球囊成形术。然后将食管内照射支架系统沿超硬导丝推送至病变部位，采用近端定位法确认定位准确后释放支架，要求置入支架的上下缘超出病变高度控制在10 mm左右。

术后患者一般取仰卧位腰背部抬高，3 d行对症治疗，包括止血、预防感染、保护食管及胃黏膜等。术后可进流质，嘱患者禁食冷饮，进食要缓慢。

（二）气道粒子支架

1.适应证

（1）经组织学、细胞学活检或者前期手术证实的恶性气道梗阻。

（2）外压型、混合型气道狭窄。

（3）有呼吸困难等气道梗阻的临床症状。

（4）无法或患者拒绝行外科手术切除病灶。

2.禁忌证

（1）良性气道梗阻。

（2）合并有气管穿孔。

（3）预期生存时间小于等于3个月。

（4）狭窄位置过高。

3.操作流程

对拟接受气管内照射支架治疗患者，先行胸部CT增强扫描，经TPS系统计算出所需放射粒子的处方剂量及具体粒子排布。根据患者气管病变的长度，选择相应的气管内照射支架，粒子照射野必须覆盖病灶远、近两端缘。

患者仰卧于手术台上，全麻成功后将带有泥鳅导丝的气管支架输送器经气管插管外套管送入气管或病变侧主支气管或双侧支气管内，将支架缓慢送入气管内定位于狭窄段，支架覆盖气管狭窄段，支架释放后撤出支架释放器。

患者术后3d行气道雾化、对症、支持治疗。出院前行增强 CT 了解气道梗阻改变、支架复张情况和有无移位。

（三）胆道粒子支架

1.适应证

（1）恶性胆道梗阻。

（2）经多学科团队讨论不适合手术切除或患者拒绝手术切除。

（3）预期生存时间大于等于 3 个月。

（4）ECOG PS 评分小于等于 2。

2.禁忌证

（1）中重度腹水。

（2）凝血功能障碍。

3.操作流程

（1）术前：完善术前常规检查，包括腹部 CT 增强、MRCP 以及相关实验室检查等，明确病灶部位并评估手术可行性，签署手术知情同意书。

（2）术中：①患者取仰卧位，透视/B 超监视下用 PTCD 专用穿刺针穿刺扩张的胆管；②推注造影剂显示病变的长度及梗阻程度，交换 260 cm 超硬、超长导丝并撤出导管；③根据病变的长度选择适当的胆道内照射支架系统，要求粒子携带装置的粒子段完全覆盖病变，粒子活度 0.6mCi。用眼科镊子将粒子固定于携带装置上，装填过程中携带装置套装的中心金属支撑杆不要抽出；④用 6 mm×40 mm 球囊先扩张梗阻的胆道，再沿超硬导丝将粒子携带装置推送至病变部位；⑤退出释放器，沿超硬导丝将普通胆道支架推送到胆道梗阻段，并与胆道粒子装置粒子段重叠，要求内照射支架系统的上下缘应超出病变 10 mm 左右；⑥术后留置外引流管，1~2 周行引流管造影了解支架通畅情况并拔除外引流管；术后密切监测患者各项生命体征变化，并予以保肝、止痛等后续治疗。

（四）门静脉粒子支架

1.适应证

（1）经病理组织学诊断和/或临床诊断证实为肝癌伴门静脉内癌栓。

（2）至少存在一侧门静脉一级分支未完全闭塞。

（3）肝功能分级为 Child—Pugh A 或 B 级。

（4）预期生存时间大于等于 3 个月。

（5）ECOG PS 评分小于等于 2。

2.禁忌证

（1）中重度腹水。

（2）凝血功能障碍。

3.操作流程

（1）完善术前常规检查，明确诊断并评估手术可行性，签署手术知情同意书。

（2）术中

a.患者取仰卧位、局麻下透视/B超引导下用千叶针穿刺癌栓邻近尚通畅门静脉分支。

b.推注对比剂显示病变的位置、长度及狭窄程度。

c.根据病变长度和狭窄程度，选择合适支架，安装粒子携带装置。

d.经10F鞘置入外支架（粒子携带装置），缓慢撤出释放器。

e.再次经10F鞘沿硬导丝置入门静脉血管支架，撤出鞘及释放器。

f.用明胶海绵条或钢圈封堵穿刺通道，无菌纱布覆盖穿刺点。

（3）术后

密切监测患者各项生命体征变化，并予以抗凝、保肝、止痛等后续治疗。

九、粒子植入治疗局限性

（一）只有少数肿瘤的放射性粒子植入治疗方式进入指南推荐

其余肿瘤进行放射性粒子植入治疗缺乏足够有说服力的证据，尤其是大样本、多中心的随机对照研究证实放射性粒子植入治疗远期疗效不逊于甚至优于现有主流治疗方式。目前采用放射性粒子植入治疗肿瘤，更多作为不能手术及放化疗患者，或是术后、放化疗后复发患者的替代性治疗方案，有时还需联合其他局部治疗方式（如栓塞、消融等）控制病情。

（二）并发症发生率

由于大多数粒子植入治疗手术需要依靠多针排布穿刺入肿瘤，因此出血等并发症的发生概率会高于其他依靠单针或寡针穿刺方式进行治疗的介入手术，如消融（消融术中可以止血）等。

由于目前尚无成熟针道处理方式，因此不能忽略粒子植入引发针道种植转移的问题。此外，粒子植入后伴随着肿瘤体积不断变化，剂量分布呈动态性改变，可能会随之带来危及器官放射性损伤。剂量衰减随瘤体缩小同步伴行的理想模型仍需更安全且有效剂量区间的摸索。

（三）从业人员的专业知识储备

从业人员除需具备肿瘤治疗基本理念与介入操作实施技能外，还需掌握放射肿瘤学、放射物理学等相关专业知识，以便能够更好地制定治疗计划，完美控制肿瘤放疗剂量。相较于其他介入治疗方式（如消融等），需要更久的培训周期和更长的学习曲线。

（四）配套软件和硬件的研发

计算机三维治疗计划系统是放射性粒子植入术前计划、术中优化和术后验证的实施载体，前列腺癌的术中计划系统已相当成熟，但其他癌种仍存在治疗计划系统不匹配情况。如何完成术中图像采集、数据传送、实时计划，如何简便快捷地完成质量验证，尚有大量工作要做。

十、粒子植入联合治疗

放射性碘125粒子植入治疗是典型的适形近距离放疗，持续低剂量辐射和剂量"快升快降"特点使得其能够将绝大部分剂量沉积于肿瘤靶区而对周围正常组织影响微乎其微。这种独特的性能确保其在肿瘤临床实践中取得很好的局部疗效。众所周知，肿瘤是全身性疾病，全身治疗是基础，高效局部治疗不仅可迅速降低局部肿瘤负荷，对全身控瘤治疗也能起到很好的互补效果。各取所长这是肿瘤整合治疗的核心理念之一，现论述如下。

（一）粒子联合外科治疗

传统外科根治性切除是临床治疗恶性肿瘤局部首选根治性方案，但在临床中，由于各种原因可能存在局部切缘阳性，甚至肿瘤无法解剖性切除的问题。将放射性碘125粒子放置在医用材料上并规范排列，形成粒子敷料并缝合在肿瘤切缘或肿瘤无法彻底切除的位置，能建立一道抑制肿瘤发展的防护墙；对残留肿瘤较大的范围，可采用影像学引导通过经皮穿刺方法，将碘125粒子永久性植入残留肿瘤，以联合互补治疗模式获得局部病灶的完全控制。

（二）粒子联合外放疗

外放疗是肿瘤三大治疗手段之一，临床应用广泛，但有些肿瘤部位由于解剖位置特殊而使得外放疗剂量受限，如靠近脊髓、心脏、肠道的肿瘤。这种情况可先用传统外放疗给予40~50 Gy剂量，之后通过局部穿刺将粒子植入残留肿瘤，处方剂量PD一般为90 Gy。对放疗后局部复发患者，同样可用相同办法以提高肿瘤内累积剂量而降低对周围重要脏器的损伤，也是外放疗和内放疗结合的典范。

（三）粒子联合系统治疗

肿瘤是全身性、系统性、慢性疾病。以化疗、靶向治疗、免疫治疗为代表的全身治疗在肿瘤治疗中发挥极其重要的作用。但对局部肿瘤负荷较高的患者，往往全身治疗对局部病灶的控制有待进一步提高。放射性碘125粒子的局部实体瘤控制率高达80%以上，因此在全身系统性治疗前提下，强化并合理使用局部放射性碘125粒子植入术，不仅能快速降低肿瘤负荷，提高局部肿瘤反应率，且对肿瘤转移有一定的抑制作用，两者结合已越来越成为主流方案之一，不仅在前列腺癌，在国内外多个在肺癌、肠癌、食管癌等的研究中显现令人鼓舞的疗效。

（四）粒子联合其他微创介入治疗

介入治疗包括血管介入和非血管介入治疗。前者采用血管栓塞的方法以遏制肿瘤的营养，而非血管则采用穿刺技术使用消融技术以对肿瘤进行局部毁损，尽管这些局部治疗都有广泛临床应用，但有些局部病灶仍因客观或主观原因导致局部肿瘤残留，放射性碘125粒子因其适应证广、操作简单、疗效确切为根治性局部治疗提供有益的技术补充。此外，我国滕皋军团队研发的可携带碘125粒子功能性支架对腔道梗阻性病变也取得突破性进展，已进入食管癌伴恶性梗阻的指南方案，伴随着粒子支架的进一步发展，其在腔道肿瘤中将发挥着越来越重要的作用。

参考文献

1. 胡效坤，张福君，肖越勇.CT介入治疗学（第三版）. 北京：人民卫生出版社，2020.

2. 张欣，肖越勇，张肖，等.CT引导下经皮肺穿刺活检并发出血的预防和处理.中国介入影像与治疗学，2015（4）：202-205.

3. Yamamoto N，Watanabe T，Yamada K，et al.Efficacy and safety of ultrasound（US）guided percutaneous needle biopsy for peripheral lung or pleural lesion：comparison with computed tomography（CT）guided needle biopsy.Journal of Thoracic Disease，2019，11（3）：936-943.

4. Kinnaird A，Yerram N K，O'Connor L，et al.MRI-guided Biopsy in Active Surveillance of Prostate Cancer.The Journal of urology，2021，207（4）.

5. Lin Y，Xu Y，Lin J，et al.Improving CT-guided transthoracic biopsy diagnostic yield of lung masses using intraprocedural CT and prior PET/CT fusion imaging.BMC Pulmonary Medicine，2022，22（1）.

6. 吕银章，石磊，郑光，等.电磁导航辅助CT引导系统在孤立性肺结节穿刺活检中的应用.中华放射学杂志，2018，52（6）：472-474.

7. Vilanova J C，Pérez D T A，Puig J，et al. Robotic-assisted transrectal MRI-guided biopsy. Technical feasibility and role in the current diagnosis of prostate cancer：an initial single-center experience. Abdominal radiology（New York），2020，45（prepublish）.

8. 杨雪玲，于海鹏，司同国.胸部肿瘤经皮穿刺活检中国专家共识（2020版）.中华介入放射学电子杂志，2021，9（02）：117-126.

9. Zhang R，Zuki D，Byrd D W，et al. PET/CT-guided biopsy with respiratory motion correction. International Journal of Computer Assisted Radiology and Surgery，2019，14（12）：2187-2198.

10. Biopsies of Indeterminate Pulmonary Nodules. Tomography（Ann Arbor，Mich.），2022，8（4）.

11. 中国抗癌协会肿瘤介入学专业委员会，中国抗癌协会肿瘤介入学专业委员会青年委员会.胸部肿瘤经皮穿刺活检中国专家共识.中华医学杂志，2018，98（23）：1822-1831.

12.中华医学会呼吸病学分会，中国肺癌防治联盟.肺癌小样本取材相关问题的中国专家共识.中华内科杂志，2016，55（5）：406-413.

13.中国抗癌协会肿瘤介入学专业委员会，中国抗癌协会肿瘤介入学专业委员会胸部肿瘤诊疗专家委员会.胸部肿瘤经皮穿刺活检中国专家共识（2020版）.中华医学杂志，2021，101（3）：185-198.

14.王利英，蒋天安，郑树森.超声造影引导下穿刺活检在肝占位性病变中的应用价值.中华医学超声杂志（电子版），2018，15（6）：458-463.

15.NEUBERGER J，PATEL J，CALDWELL H，et al. Guidelines on the use of liver biopsy in clinical practice from the British Society of Gastroenterology，the Royal College of Radiologists and the Royal College of Pathology.Gut，2020，69（8）：1382-1403.

16.ROCKEY D C，CALDWELL S H，GOODMAN Z D，et al. Liver biopsy. Hepatology，2009，49（3）：1017-1044.

17.肝脏穿刺活检湘雅专家共识编写组.肝脏穿刺活检湘雅专家共识.中国普通外科杂志，2021，30（1）：1-

8.

18.邱剑光，陈锡慧，袁晓旭，等.腹膜后间隙筋膜分层及筋膜间隙的临床解剖学研究.中国临床解剖学杂志，2009（3）：5.

19.McGahan JP.Challenges in abdominal/pelvic biopsy techniques.Abdom Imaging.2013 Oct；38（5）：1043-1056.

20.Huang AJ，Kattapuram SV.Musculoskeletal neoplasms：biopsy and intervention. Radiol Clin North Am 2011；49：1287-1305.

21.Ashford RU，McCarthy SW，Scolyer RA，et al.Surgical biopsy with intra-operative frozen section. An accurate and cost-effective method for diagnosis of musculoskeletal sarcomas. J Bone Joint Surg Br 2006；88：1207-1211.

22.Kiefer J，Mutschler M，Kurz P，et al.Accuracy of core needle biopsy for histologic diagnosis of soft tissue sarcoma.Sci Rep.2022 Feb 3；12（1）：1886.

23.Schwartz HS，Spengler DM.Needle tract recurrences after closed biopsy for sarcoma：three cases and review of the literature.Ann Surg Oncol 1997；4（3）：228-236.

24.Filippiadis DK，Charalampopoulos G，MaziotiA，et al. Bone and Soft-Tissue Biopsies：What You Need to Know.SeminInterventRadiol.2018；35（4）：215-220.

25.Cohen MG，McMahon CJ，Kung JW，et al.Comparison of battery powered and manual bone biopsy systems for core needle biopsy of sclerotic bone lesions.AJR Am J Roentgenol 2016；206（05）：W83-W86.

26.Jelinek JS，Murphey MD，Welker JA，et al.Diagnosis of primary bone tumors with image-guided percutaneous biopsy：experience with 110 tumors.Radiology 2002；223（03）：731-737.

27.Gupta S，Wallace MJ，Cardella JF，et al；Society of Interventional Radiology Standards of Practice Committee.Quality improvement guidelines for percutaneous needle biopsy.J VascIntervRadiol 2010；21（07）：969-975.

28.Hau A，Kim I，Kattapuram S，et al.Accuracy of CT-guided biopsies in 359 patients with musculoskeletal lesions.Skeletal Radiol 2002；31（06）：349-353.

29.Altuntas AO，Slavin J，Smith PJ，et al.Accuracy of

computed tomography guided core needle biopsy of musculoskeletal tumours.ANZ J Surg 2005；75（04）：187-191.

30.Datir A，Pechon P，Saifuddin A.Imaging-guided percutaneous biopsy of pathologic fractures：a retrospective analysis of 129 cases.AJR Am J Roentgenol 2009；193（02）：504-508.

31.Yang J，Frassica FJ，Fayad L，et al.Analysis of nondiagnostic results after image-guided needle biopsies of musculoskeletal lesions. Clin OrthopRelat Res 2010；468（11）：3103-3111.

32.Garg V，Kosmas C，Josan ES，et al.Computed tomography-guided percutaneous biopsy for vertebral neoplasms：a department's experience and hybrid biopsy technique to improve yield.Neuro surg Focus 2016；41（02）：E17.

33.Sehn JK，Gilula LA.Percutaneous needle biopsy in diagnosis and identifification of causative organismsin cases of suspected vertebral osteomyelitis.Eur J Radiol 2012；81（05）：940-946.

34. Omura MC，Motamedi K，UyBico S，et al.Revisiting CT-guided percutaneous core needle biopsy of musculo-skeletal lesions：contributors to biopsy success.AJR Am J Roentgenol 2011；197（02）：457-461.

35. Wu JS，Goldsmith JD，Horwich PJ，et al.Bone and soft-tissue lesions：what factors affect diagnostic yield of image-guided core-needle biopsy Radiology 2008；248（03）：962-970.

36. Sailer V，Schiffman MH，Kossai M，et al.Bone biopsy protocol for advanced prostate cancer in the era of precision medicine.Cancer 2018；124（05）：1008-1015.

37. Hakan T，Aker FV.Evaluation of 126 consecutive stereotactic procedures：brain biopsy，diagnostic yield，accuracy，non-diagnostic results，complications and follow-up.Turk Neurosurg，2016，26：890-899.

38. Giannetti AV，Alvarenga AY，de Lima TO，et al.Neuroendoscopic biopsy of brain lesions：accuracy and complications.J Neurosurg，2015，122：34-39.

39. 何祥萌，张克宁，鄢行畅，等.开放式 MR 实时透视技术在颅脑病变穿刺活检中的应用效果.中国介入影像与治疗学，2020，17：257-261.

40. cerebral haematomas following stereotactic biopsies：poor planning or poor execution．Int J Med Robot，2021，17（2）：e2211.

41. Hu LS，Eschbacher JM，Dueck AC，et al.Correlations between perfusion MR imaging cerebral blood volume，microvessel quantification，and clinical outcome using stereotactic analysis in recurrent high-grade glioma．AJNR Am J Neuroradiol，2012，33（1）：69-76.

42. 李成利，武乐斌，宋吉清，等.开放性MRI引导下脑内病变穿刺病理学活检的应用价值.中华放射学，2006，40（12）：1319-1321.

43. 翟博.肝脏肿瘤局部消融治疗学.上海：第二军医大学出版社，2017.

44. 陈敏华，S.Nahum Goldberg.肝癌射频消融--基础与临床.北京：人民卫生出版社，2018.

45. 刘宝东，支修益.影像引导射频消融治疗肺部肿瘤专家共识（2015年版）.中国肺癌杂志，2015，18（5）：251-259.

46. 叶欣，范卫君.影像引导下肿瘤热消融治疗镇痛专家共识.中华内科杂志，2022，61（9）：1008-1015.

47.葛明华、徐栋、滕皋军.甲状腺良性结节、微小癌及颈部转移性淋巴结热消融治疗专家共识（2018版）.中国肿瘤，2018，27（10）：768-773.

48.王会，胡继红，赵卫.骨肿瘤的消融治疗.介入放射学杂志，2012，21（10）：879-883.

49.Reig M，Forner A，Rimola J，et al.BCLC strategy for prognosis prediction and treatment recommendation：The 2022 update.J Hepatol，2022；76（3）：681-693.

50.原发性肝癌诊疗指南（2022年版）：中华人民共和国国家卫生健康委员会医政司（http：//www.nhc.gov.cn/yzygj/s7659/202201/a01ceb75c62b486fa459e36ba0fdfdbc.shtml）

51.Fonseca AZ，Saad WA，Ribeiro MA Jr.Complications after radiofrequency ablation of 233 hepatic tumors.Oncology，2015，89（6）：332-336.

52.Stepniewska AK，Baggio S，Clarizia R，et al.Heat can treat：long-term follow-up results after uterine-sparing treatment of adenomyosis with radiofrequency thermal ablation in 60 hysterectomy candidate patients.SurgEndosc

2022；36（8）：5803-5811.

53. Lee BB，Yu SP. Radiofrequency Ablation of Uterine Fibroids：a Review. CurrObstetGynecol Rep 2016；5（4）：318-324.

54. Green SH，Khatri VP，McGahan JP. Radiofrequency ablation as salvage therapy for unresectable locally recurrent rectal cancer. J VascIntervRadiol 2008；19（3）：454-458.

55. Lefevre JH，Parc Y，Lewin M，et al. Radiofrequency ablation for recurrent pelvic cancer. COLORECTAL DIS 2008；10（8）：781-784.

56. De Filippo M，Russo U，Papapietro VR，et al. Radiofrequency Ablation of Osteoid Osteoma. Acta Biomed，2018，89（1-S）：175-185.

57. Yamakado K，Matsumine A，Nakamura T，et al. Radiofrequency ablation for the treatment of recurrent bone and soft-tissue sarcomas in non-surgical candidates. International Journal of Clinical Oncology，2014，19（5）：955-962.

58. 张丽云，陈克敏，王忠敏 . 骨肿瘤射频消融治疗研究进展.介入放射学杂志，2009（5）：395-397.

59.Koo J S，Chung S H.The Efficacy of Radiofrequency Ablation for Bone Tumors Unsuitable for Radical Excision. The Korean Orthopaedic Association，2021，13（2）：278-285.

60.A Piras，M La Vecchia，L Boldrini，et al.Radiofrequency thermoablation（RFA）and radiotherapy（RT）combined treatment for bone metastases：a systematic review.Eur Rev Med Pharmacol Sci，2021，25（10）：3647-3654.

61.Kim S J，Chung H W，Baek J H，et al.Ultrasonography-Guided Radiofrequency Ablation of Malignant Musculoskeletal Soft-Tissue Tumors Using the "Moving-Shot" Technique at a Single-Institution Experience.Ultrasound Quarterly，2014，30（4）：295-300.

62.Tomasian A，Hillen TJ，Chang RO，et al.Simultaneous bipedicular radiofrequency ablation combined with vertebral augmentation for local tumor control of spinal metastases.AJNR Am J Neuroradiol.2018；39：1768-1773.

63.Tomasian A，Gangi A，Wallace AN，et al.Percutaneous thermal ablation of spinal metastases: recent advances and review. AJR Am J Roentgenol 2018; 210: 142-152.

64. Tomasian A, Joshua Marlow, Travis J Hillen, et al. Complications of Percutaneous Radiofrequency Ablation of Spinal Osseous Metastases: An 8-Year Single-Center Experience. AJR Am J Roentgenol 2021; 216 (6): 1607-1613

65. Zhang X, Ye X, Zhang K, et al. Computed Tomography Guided Microwave Ablation Combined with Osteoplasty for the Treatment of Bone Metastases: A Multicenter Clinical Study. J VascIntervRadiol.2021; 32 (6): 861-868.

66. Woo S, Lee JM, Yoon JH, et al. Small- and medium-sized hepatocellular carcinomas: monopolar radiofrequency ablation with a multiple-electrode switching system-mid-term results.Radiology.2013; 268 (2): 589-600.

67. Peng ZW, Zhang YJ, Chen MS, et al. Radiofrequency ablation with or without transcatheter arterial chemoem-

bolization in the treatment of hepatocellular carcinoma：a prospective randomized trial.J Clin Oncol Off J Am Soc Clin Oncol.2013；31（4）：426-432.

68. Zhang YJ，Chen MS，Chen Y，et al.Long-term Outcomes of Transcatheter Arterial Chemoembolization Combined With Radiofrequency Ablation as an Initial Treatment for Early-Stage Hepatocellular Carcinoma. JAMA Netw Open.2021；4（9）：e2126992.

69. Takuma Y，Takabatake H，Morimoto Y，et al.Comparison of combined transcatheter arterial chemoembolization and radiofrequency ablation with surgical resection by using propensity score matching in patients with hepatocellular carcinoma within Milan criteria. Radiology.2013；269（3）：927-937.

70. Goldberg SN，Kamel IR，Kruskal JB，et al.Radiofrequency ablation of hepatic tumors：increased tumor destruction with adjuvant liposomal doxorubicin therapy. AJR Am J Roentgenol.2002；179（1）：93-101.

71. Head HW，Dodd GD，Bao A，et al.Combination radiofrequency ablation and intravenous radiolabeled liposo-

微创诊疗

参考文献

mal Doxorubicin: imaging and quantification of increased drug delivery to tumors. Radiology. 2010; 255 (2): 405-414.

72. Tak WY, Lin SM, Wang Y, et al. Phase III HEAT Study Adding Lyso-Thermosensitive Liposomal Doxorubicin to Radiofrequency Ablation in Patients with Unresectable Hepatocellular Carcinoma Lesions. Clin Cancer Res Off J Am Assoc Cancer Res. 2018; 24 (1): 73-83.

73. Cui J, Wang N, Zhao H, et al. Combination of radiofrequency ablation and sequential cellular immunotherapy improves progression-free survival for patients with hepatocellular carcinoma. Int J Cancer. 2014; 134 (2): 342-351.

74. Yin L, Li XY, Zhu LL, et al. Clinical application status and prospect of the combined anti-tumor strategy of ablation and immunotherapy. Front Immunol. 2022; 13: 965120.

75. 王菡, 王宏伟. 超声-CT/MRI 融合成像技术对肝癌射频消融术疗效的评估价值. 肝脏, 2018, 23: 727-729。

76. Ahn SJ，Lee JM，Lee DH，et al.Real-time US-CT/MR fusion imaging for percutaneous radiofrequency ablation of hepatocellular carcinoma.J Hepatol.2017；66：347-354.

77. Abdullah BJ，Yeong CH，Goh KL，et al.Robotic-assisted thermal ablation of liver tumours.EurRadiol.2015；25：246-257.

78. Cazzato RL，Arrigoni F，Boatta E，et al.Percutaneous management of bone metastases：state of the art，interventional strategies and joint position statement of the Italian College of MSK Radiology（ICoMSKR）and the Italian College of Interventional Radiology（ICIR）.Radiol Med.2019；124（1）：34-49.

79. Lachenmayer A，Tinguely P，Maurer MH，et al.Stereotactic image-guided microwave ablation of hepatocellular carcinoma using a computer-assisted navigation system.Liver Int.2019；39：1975-1985

80. Schullian P，Laimer G，Putzer D，et al.Stereotactic radiofrequency ablation of primary liver tumors in the caudate lobe.HPB（Oxford）.2019；22（3）：470-478

81. Beyer LP，Pregler B，Niessen C，et al. Robot-assisted microwave thermoablation of liver tumors：a single-center experience. Int J Comput Assist Radiol Surg. 2016；11：253-259

82. Mbalisike EC，Vogl TJ，Zangos S，et al. Image-guided microwave thermoablation of hepatic tumours using novel robotic guidance：an early experience. EurRadiol. 2015；25：454-462.

83. 原发性肝癌诊疗规范（2019 年版），临床肝胆病杂志，2020，36（2）：277-292

84. Feng K，Yan J，Li X，et al. A randomized controlled trial of radiofrequency ablation and surgical resection in the treatment of small hepatocellular carcinoma. J Hepatol，2012，57：794-802.

85. Tellapuri S，Sutphin PD，Beg MS，et al. Staging systems of hepatocellular carcinoma：A review. Indian J Gastroenterol，2018，37：481-491.

86. Lin CC，Lui KW，Chen WT，et al. Switching monopolar radiofrequency ablation improves long-term outcomes of medium-sized hepatocellular carcinoma. Eur Radiol，

2021，31：8649-8661.

87. Lin SM，Lin CJ，Lin CC，et al.Randomised controlled trial comparing percutaneous radiofrequency thermal ablation，percutaneous ethanol injection，and percutaneous acetic acid injection to treat hepatocellular carcinoma of 3 cm or less.Gut，2005，54：1151-1156.

88. Hocquelet A，Aube C，Rode A，et al.Comparison of no-touch multi-bipolar vs.monopolar radiofrequency ablation for small HCC.J Hepatol，2017，66：67-74.

89. Ma S，Ding M，Li J，et al.Ultrasound-guided percutaneous microwave ablation for hepatocellular carcinoma：clinical outcomes and prognostic factors. J Cancer Res Clin Oncol，2017，143：131-142.

90. Seror O，N'Kontchou G，Nault JC，et al.Hepatocellular Carcinoma within Milan Criteria：No-Touch Multibipolar Radiofrequency Ablation for Treatment-Long-term Results.Radiology，2016，280：611-621.

91. Yun BY，Lee HW，Min IK，et al.Prognosis of Early-Stage Hepatocellular Carcinoma：Comparison between Trans-Arterial Chemoembolization and Radiofrequency

Ablation.Cancers（Basel），2020.

92.Munro M G，Critchley H O D，Fraser I S，et al.The FI-GO classification of causes of abnormal uterine bleeding in the reproductive years.Fertility and Sterility，2011，95（7）：2204-2208，2208.e1-3.

93.张晶，关铮，钱林学，等.超声引导经皮微波消融治疗子宫肌瘤临床应用的指南建议.中华医学超声杂志（电子版），2015，12（05）：353-356.

94.超声引导经皮热消融治疗子宫肌瘤全国多中心研究协作组.超声引导经皮微波（射频）消融治疗子宫肌瘤临床应用指南（2017）.中华医学超声杂志（电子版），2018，15（02）：90-94.

95.Liu H，Zhang J，Han Z，et al.Effectiveness of ultra-sound-guided percutaneous microwave ablation for symp-tomatic uterine fibroids：a multicentre study in China.International Journal of Hyperthermia，2016，32（8）：876-880.

96.Spies J B，Coyne K，Guaou Guaou N，et al.The UFS-QOL，a new disease-specific symptom and health-relat-ed quality of life questionnaire for leiomyomata.Obstetrics and Gynecology，2002，99（2）：290-300.

97. Fu Y，Feng Q，Zhang S，et al. Application of oxytocin in ultrasound – guided percutaneous microwave ablation for treatment of hypervascular uterine fibroids：a preliminary report. International Journal of Hyperthermia，2019，36（1）：760-766.

98. Torkzaban M，Machado P，Gupta I，et al. Contrast-Enhanced Ultrasound for Monitoring Non-surgical Treatments of Uterine Fibroids：A Systematic Review. Ultrasound Med Biol.2021；47（1）：3-18.

99. Yang Y，Hao Y，Zhang J，et al. Ultrasound-Guided Percutaneous Microwave Ablation for Subserosal Uterine Myomas. J Minim Invasive Gynecol. 2019；26（3）：544-550.

100. Yang Y，Zhang J，Han ZY，et al. Ultrasound-guided percutaneous microwave ablation for submucosal uterine fibroids.J Minim Invasive Gynecol.2014；21（3）：436-441.

101. Dong B，Liang P，Yu X，et al. Percutaneous sonographically guided microwave coagulation therapy for

hepatocellular carcinoma：results in 234 patients.AJR Am J Roentgenol.2003 Jun；180（6）：1547-1555.

102.Lehner SG，Gould JE，Saad WE，et al.Tumor lysis syndrome after radiofrequency ablation of hepatocellular carcinoma.AJR Am J Roentgenol.2005，185（5）：1307-1309.

103.范清宇，马保安，周勇，等.骨盆恶性或高度侵袭性骨肿瘤微波高温灭活保肢术.中国矫形外科杂志，2009，17（13）：961-964.

104.张余，徐亮，黄华扬，等.原位微波消融在侵及骨组织的软组织肿瘤保肢手术中的初步应用.中国骨科临床与基础研究杂志，2011，03（4）：263-266.

105.LubnerMG，BraceCL，HinshawJL，et al.Microwave tumor ablation：mechanism of action，clinical results，and devices.J Vasc Interv Radiol，2010，21（8Suppl）：S192-S203.

106.KnavelEM，BraceCL.Tumor ablation：common modalities and general practices.Tech Vasc Interv Radiol，2013，16（4）：192-200.

107.FanQY，ZhouY，ZhangM，et al.Microwave ablation of

malignant extremity bone tumors.Springerplus，2016，5（1）：1373.

108.杨小明，张余，张涛，等.原位微波消融术治疗骨肿瘤的常见并发症及防治策略.中国修复重建外科杂志，2012，26（12）：70-73.

109.李远，马珂，刘文生，等.原位微波消融术治疗骨转移癌.中国骨与关节杂志，2014，3（4）：277-281.

110.郭晨阳，胡鸿涛，黎海亮，等.CT引导微波治疗恶性骨肿瘤的临床研究.当代医学，2009，15（35）：666-667.

111.Cazzato RL，Garnon J，Shaygi B，et al.PET/CT-guided interventions：indications，advantages，disadvantages and the state of the art.Minim Invasive Ther Allied Technol，2018，27（1）：27-32.

112.叶欣.影像引导下肾上腺肿瘤消融治疗的严重并发症--高血压危象.中华医学杂志，2019，99（15）：1121-1122.

113. Lum MA，Shah SB，Durack JC，et al. Imaging of Small Renal Masses before and after Thermal Ablation.

Radiographics.2019，39（7）：2134-2145.

114.Sanchez A，Feldman AS，Hakimi AA.Current Management of Small Renal Masses，Including Patient Selection，Renal Tumor Biopsy，Active Surveillance，and Thermal Ablation. J Clin Oncol. 2018，36（36）：3591-3600.

115.Wood BJ，Abraha mJ，Hvizda JL，et al.Radiofrequency ablation of adrenal tumors and adrenocortical carcinoma metastases.Cancer，2003，97（3）：554-560.

116.Men M，Ye X，Fan W，et al.Short-term outcomes and safety of computed tomography-guided percutaneous microwave ablation of solitary adrenal metastasis from lung cancer：a multi-center retrospective study.Korean J Radiol，2016，17（6）：864-873.

117.Li X，Fan W，Zhang L，et al.CT-guided percutaneous microwave ablation of adrenal malignant carcinoma：preliminary results.Cancer，2011，117（22）：5182-5188.

118.Fintelmann FJ，Tuncali K，Puchner S，et al.Catecholamine surge during image-guided ablation of adrenal gland metastases：predictors，consequences，and recommendations for management.J Vasc Interv Radiol，2016，27（3）：395-402.

119.中国医师协会介入医师分会肿瘤消融专业委员会，中国临床肿瘤学会肿瘤消融治疗专家委员会.影像引导下肾上腺肿瘤消融治疗专家共识（2019版）.中华医学杂志，2019，99（15）：1123-1132.

120.Wile GE，Leyendecker JR，Krehbiel KA，et al.CT and MR imaging after imaging-guided thermal ablation of renal neoplasms. Radiographics. 2007，27（2）：325-39；discussion 339-340.

121.肖越勇，田锦林.氩氦刀肿瘤消融治疗技术.北京：人民军医出版社，2010

122.张肖，肖越勇，李成利，等.影像学引导肺结节冷冻消融专家共识（2022版），中国影像与介入治疗学杂志，2022，19，1，2-6.

123.魏颖恬，肖越勇.影像学引导肺癌冷冻消融专家共识2018版，中国影像与介入治疗学杂志，2018，15，5，259-263.

124.张肖，肖越勇，李成利，等.影像学引导肾癌冷冻消融专家共识2019版，中国影像与介入治疗学杂志，2019，16.2.65-69.

125. 张啸波，肖越勇，李成利.影像学引导肺癌冷冻消融治疗专家共识2018版，中国影像与介入治疗学杂志，15，12，711-716.

126. Arnott J.Practical illustrations of the remedial efficacy of a very low or anaesthetic temperature.I.In cancer.Lancet 1850；2：257-259

127. Squazzi A，Bracco D.A historical account of the technical means used in cryotherapy.Minn Med，1974，65（3）：3718-3722.

128. Allington HV.Liquid nitrogen in the treatment of skin diseases.Calif Med 1950；72：153-155.

129. Baust J G，Gage A A，Bjerklund Johansen T E，et al.Mechanisms of cryoablation：Clinical consequences on malignant tumors.Cryobiology，2014，68（1）：1-11.

130. Mahnken AH，K nig AM，Figiel JH.Current Technique andApplication of Percutaneous Cryotherapy.Aktuelle Technik und Anwendung der perkutanenKryotherapie.Rofo，2018，190（9）：836-846.

131. Torre D. Alternate cryogens for cryosurgery. J Dermatol Surg 1975；1：56-58

132. 吴斌，肖越勇，张肖，等.肝癌冷冻消融治疗中CT和MRI引导效果对照研究.中华放射学杂志，2010，44（8）：7.

133. Cooper I，Lee A.Cryostatic congelation：a system for producing a limited controlled region of cooling or freezing of biological tissue. J. Nerv. Ment. Dis. 1961；133：259-263.

134. Vanderbrink BA，Rastinehad A，Caplin D，et al.Successfulconservative management of colorenal fistula after percutaneous cryoablation of renal-cell carcinoma.J Endourol，2007，21（7）：726-729.

135. 任超，肖越勇，吴斌.CT引导下经皮穿刺氩氦刀冷冻消融术治疗肾癌的临床应用研究.中华临床医师杂志（电子版），2012，6（7）：3.

136. Zhang X，Tian J，Zhao L，et al.CT-guided conformal cryoablation for peripheral NSCLC：initial experience. Eur J Radiol，2012，81（11）：3354-3362.

137. Osada S，Yoshida K，Saji S.A novel strategy by cryoab-

lation for advanced hepatoma. Anticancer Res. 2009 Dec；29（12）：5203-5209.

138. 柳明，刘超，李成利，等.影像引导肝癌的冷冻消融治疗专家共识（2020版）.中国医刊，2020，55（5）：489-492.

139. Pompili M，Saviano A，de Matthaeis N，et al.Long-term effectiveness of resection and radiofrequency ablation for single hepatocellular carcinoma ≤3cm.Results of a multicenter Italian survey.J Hepatol，2013，59：89-97

140. 刘士榕.氩氦刀适形冷冻治疗肺癌的基础及临床研究.军医进修学院解放军总医院.

141. Hirooka M，Hiraoka A，Ochi H，et al.Transcatheter arterial chemoembolization with or without radiofrequency ablation：Outcomes in patients with barcelona clinic liver cancer stage B hepatocellular carcinoma. The American Surgeon，2018，210（4）：1-8.

142. 高登发，张啸波，张爱莲.MRI引导技术在氩氦刀消融治疗肿瘤中的临床应用.中国介入影像与治疗学杂志，2019.

143. Greene SA，De Vuyst H，John-Stewart GC，et al.Effect of Cryotherapy vs Loop Electrosurgical Excision Procedure on Cervical Disease Recurrence Among Women With HIV and High-Grade Cervical Lesions in Kenya：A Randomized Clinical Trial. Jama，2019，322：1570-1579.

144. Shah TT，Peters M，Eldred-Evans D，et al.Early-Medium-Term Outcomes of Primary Focal Cryotherapy to Treat Nonmetastatic Clinically Significant Prostate Cancer from a Prospective MulticentreRegistry. European urology，2019，76：98-105

145. Katzman D，Wu S，Sterman DH.Immunological Aspects of Cryoablation of Non-Small Cell Lung Cancer：A Comprehensive Review.Journal of thoracic oncology，2018，13：624-635.

146. 杜鹏，任荣伟，肖越勇.氩氦刀冷冻消融姑息治疗韧带样纤维瘤.中国影像与介入治疗学杂志，2015，12，4，214-217.

147. Shi J，Li Y，Liang S，et al. Circulating tumour cells as biomarkers for evaluating cryosurgery on unresect-

able hepatocellular carcinoma.Oncology reports，2016，36：1845-1851.

able hepatocellular carcinoma.Oncology reports，2016，36：1845-1851.

148.张春宁，程洁茵，吕华亮，等.CT 引导下氮气冷冻消融术治疗非小细胞肺癌.中国卫生标准管理，2020，11：56-59.

149.蔡进中，苏伟珠，何凡，等.125I 粒子联合氩氦刀冷冻消融术治疗中晚期肺癌的临床疗效研究.临床放射学杂志，2015，34：1136-1139.

150. Nault JC，Sutter O，Nahon P，et al. Percutaneous treatment of hepatocellular carcinoma：State of the art and innovations.J Hepatol，2018，68：783-797.

151.Kirstein MM，Wirth TC.Multimodal treatment of hepatocellular carcinoma.Internist（Berl），2020，61（2）：164-169

152.周良辅，毛颖，王任直.中国中枢神经系统胶质瘤诊断与治疗指南（2015）.中华医学杂志，2016，96（07）：485-509.

153.LOUIS D N，PERRY A，WESSELING P，et al.The 2021 WHO Classification of Tumors of theCentral Nervous System：a summary .Neuro Oncol，2021，23

（8）：1231-1251.

154.胶质瘤多学科诊治（MDT）中国专家共识.中华神经外科杂志，2018，34（02）：113-118.

155.李成利，张传臣，谢国华，等.MRI导引与实时监控冷冻消融治疗兔VX2脑肿瘤.中华放射学杂志，2008，42：650-654

156.Nimsky C，Ganslandt O，Tomandl B，et al.Low-field magnetic resonance imaging for intraoperative use in neurosurgery：a 5-year experience.EurRadiol，2002，12（11）：2690-2703

157.李成利，武乐斌，宋吉清，等.介入磁共振技术对神经系统病变的诊疗价值.中华神经外科杂志，2007，23：462-465

158.Jolesz FA.MR-Guided thermal ablation of brain tumors.AJNR，1995，16：49-52

159.Mack MG，Vogl TJ.MR-guided ablation of head and neck tumors.Neuroimaging Clin N Am，2004，14：853-859.

160.Tacke J，Speetzen R，Adam G.Experimental MR imaging-guided interstitial cryotherapy of the brain. AJNR

Am J Neuroradiol Suppl，2001，22（3）：431-440.

161.吴劲松，毛颖，姚成军，等.术中磁共振影像神经导航治疗脑胶质瘤的临床初步应用（附61例分析）.中国微侵袭神经外科杂志，2007，（03）：105-109.

162.Breen DJ，King AJ，Patel N，et al.Image-guided cryo-ablationfor sporadic renal cell carcinoma：Three- and 5-year outcomes in 220 patients with biopsy-proven re-nal cell carcinoma.Radiology，2018，289（2）：554-561.

163.刘长富，郭志，邢文阁，等.栓塞联合冷冻消融对比索拉菲尼治疗Ⅲ期肾癌疗效评价.介入放射学杂志，2015，24（11）：964-968.

164.Yashiro H，Nakatsuka S，Inoue M，et al.Factors af-fecting local progression after percutaneous cryoabla-tion of lung tumors. J VascIntervRadiol，2013，24（6）：813-821.

165.Mogami T，Harada J，Kishimoto K，et al.Percutane-ous MR-guided cryoablation for malignancies，with a focus on renal cell carcinoma.Int J Clin Oncol，2007，

12（2）：79-84.

166. 张肖，张璇，肖越勇，等.MR引导下氩氦刀冷冻消融术治疗骨盆肿瘤的临床应用.中国介入影像与治疗学，2010，7（3）：232-235.

167. Kim MN，Kim BK，Han KH，et al.Evolution from WHO to EASL and mRECISTforhepatocellularcarcinoma：Considerationsfortumorresponseassessment.Expert Rev GastroenterolHepatol，2015，9：335-348.

168. Song Shangqing，Yang Qing，et al.Long-term outcomes of cryoablation for biopsy-proven T1 stage renal cell carcinoma.World Journal of Surgical Oncology，2022，20（1）.

169. Galambos David Maxwell，SaleiAliaksei，et al.Intrahepatic renal cell carcinoma implantation along a percutaneous biopsy and cryoablation probe tract.BMJ case reports，2022，15（5）.

170. Gu Cheng Yuan，Wang Jun jie，et al.Survival in Metastatic Renal Cell Carcinoma Patients Treated With Sunitinib With or Without Cryoablation.Frontiers in Oncology，2021，11.

171.SpiliopoulosStavros，MarzougAbdelaziz，RaHae，et al. Long-term outcomes of CT-guided percutaneous cryo-ablation of T1a and T1b renal cell carcinoma.Diagnostic and interventional radiology （Ankara， Turkey），2021，27（4）.

172.何晓锋，肖越勇，张肖，等.CT引导下肾脏肿瘤冷冻消融术后出血的防治.中华放射学杂志，2014，48（4）：316-319.

173.Yilmaz S，Ozdogan M，Cevener M，et al.Use of cryo-ablation beyond the prostate.Insights Imaging， 2016，7（2）：223-232

174.Rose PS，Morris JM.Cryosurgery/cryoablation in muscu-loskeletal neoplasms： history and state of the art.Curr Rev Musculoskelet Med，2015，8（4）：353-360.

175.Liu S，Zou L，Mao S，et al.The safety and efficacy of bladder cryoablation in a beagle model by using a novel balloon cryoprobe.Cryobiology，2016

176.Martell B，Jesse MK，Lowry P.CT-Guided Cryoabla-tion of a Peripheral Nerve Sheath Tumor. J VascIn-tervRadiol，2016，27（1）：148-150.

177. Chen L，Chen X，and Zeng Y. The different effects of cryoablation and thermal ablation on inflammation and scar hyperplasia in rat skin. ZhonghuaJie He He Hu Xi Za Zhi，2015，38（6）：451-455.

178. Sabel MS. Cryo-immunology：a review of the literature and proposed mechanisms for stimulatory versus suppressive immune responses. Cryobiology，2009，58（1）：1-11.

179. Webb H，Lubner MG，Hinshaw JL. Thermal Ablation. Seminars in Roentgenology，2011，46（2）：133-141.

180. Sabel MS，Nehs MA，Su G，et al. Immunologic response to cryoablation of breast cancer. Breast Cancer Research and Treatment 2005，90（1），97-104.

181. Masato Urano CT，Yasuyuki Sugiyama，Kiichi Miya a SS. Antitumor effects of residual tumor after cryoablation（2）. Cryobiology 2003，46（3）：238-245.

182. K.Hayakawa，T.Yamashita，K.Suzuki，et al. Comparative immunological studies in rats following cryosurgery and surgical excision of 3-methylcholantrene-induced

primary autochthousous tumors.Gann 1982，73（3）：462-469.

183.Sagnelli E，Macera M，Russo A，et al.Epidemiological and etiological variations in hepatocellular carcinoma.Infection.2020；48（1）：7-17.

184.Cannon R，Ellis S，Hayes D，et al，Martin RC，2nd. Safety and early efficacy of irreversible electroporation for hepatic tumors in proximity to vital structures. Journalof SurgicalOnology.2013；107（5）：544-549.

185.Ruarus AH，Barabasch A，Catalano O，et al.Irreversible Electroporation for Hepatic Tumors：Protocol Standardization Using the Modified Delphi Technique. Journalof Vascularand Interventional Radiology.2020；31（11）：1765-1771.e15.

186.中国抗癌协会肝癌专业委员会，陈敏山.中国肿瘤整合诊治指南-肝癌（2022精简版）.中国肿瘤临床.2022；49（19）：1.

187.Villanueva A.Hepatocellular Carcinoma.New England Journal of Medicine.2019；380（15）：1450-1462.

188.中华医学会外科学分会胰腺外科学组，赵玉沛，杨尹默，等.中国胰腺癌诊治指南（2021）.中国实用外科杂志，2021，41（7）：14.

189. Ansari D，Kristoffersson S，Andersson R，et al. The role of irreversible electroporation（IRE）for locally advanced pancreatic cancer：a systematic review of safety and efficacy.Scandinavian journal of gastroenterology.2017；52（11）：1165-1171.

190. Bijou I，Wang J.Evolving trends in pancreatic cancer therapeutic development. Annals of pancreatic cancer.2019；2.

191. Hu C，Hart SN，Polley EC，et al.Association Between Inherited Germline Mutations in Cancer Predisposition Genes and Risk of Pancreatic Cancer.Jama.2018；319（23）：2401-2409.

192. Huang J，Lok V，Ngai CH，et al.Worldwide Burden of，Risk Factors for，and Trends in Pancreatic Cancer. Gastroenterology.2021；160（3）：744-754.

193. Leen E，Picard J，Stebbing J，et al.Percutaneous irreversible electroporation with systemic treatment for locally advanced pancreatic adenocarcinoma. Journal of

gastrointestinal oncology.2018；9（2）：275-281.

194.Thomas AS，Kwon W，Horowitz DP，et al.Long-term follow-up experience with adjuvant therapy after irreversible electroporation of locally advanced pancreatic cancer.Journal of surgical oncology.2022；126（8）：1442-1450.

195.Freeman E，Cheung W，Kavnoudias H，et al.Irreversible Electroporation For Hepatocellular Carcinoma：Longer-Term Outcomes At A Single Centre.Cardiovascular and interventional radiology.2021；44（2）：247-253.

196.Nielsen K，Scheffer HJ，Vieveen JM，et al.Anaesthetic management during open and percutaneous irreversible electroporation.British journal of anaesthesia.2014；113（6）：985-992.

197.Deodhar A，Dickfeld T，Single GW，et al.Irreversible electroporation near the heart：ventricular arrhythmias can be prevented with ECG synchronization.AJR.American journal of roentgenology.2011；196（3）：W330-335.

198. Tamura M，Pedersoli F，Schulze-Hagen M，et al. Predictors of Occlusion of Hepatic Blood Vessels after Irreversible Electroporation of Liver Tumors. Journal of vascular and interventional radiology. 2020；31（12）：2033-2042.e1.

199. 魏颖恬，肖越勇，张肖，等.CT引导下经皮纳米刀消融治疗局部晚期胰腺癌相关并发症初步分析.中华放射学杂志，2018，52（7）：5.

200. 魏颖恬，肖越勇，张肖，等.CT引导不可逆电穿孔消融术治疗局部晚期胰腺癌的有效性和安全性.中华放射学杂志，2016（10）：5.

201. 中国医药教育协会介入微创治疗专业委员会.影像学引导胰腺癌不可逆电穿孔消融治疗专家共识2018版.中华医学杂志，2018，98（39）：5.

202. Pompili M，Francica G. Irreversible electroporation for hepatic tumors. J Ultrasound. 2019；22（1）：1-3.

203. 魏颖恬，肖越勇，张肖，等.胰腺癌纳米刀消融参数的设置原则与临床应用.中国介入影像与治疗学，2017，14（4）：4.

204. Martin EK，Bhutiani N，Egger ME，et al. Safety and

efficacy of irreversible electroporation in the treatment of obstructive jaundice in advanced hilar cholangiocarcinoma.The official journal of the International Hepato-Pancreato Biliary Association.2018；20（11）：1092–1097.

205.Geboers B，Timmer FEF，van den Tol PM，et al. [Irreversible electroporation：local tumor ablation with systemic immune effect]. Nederlandstijdschriftvoorgeneeskunde.2021；165.

206.He C，Sun S，Zhang Y，et al.Irreversible Electroporation Plus Anti–PD–1 Antibody versus Irreversible Electroporation Alone for Patients with Locally Advanced Pancreatic Cancer. Journal of inflammation research.2021；14：4795–4807.

207.Eresen A，Yang J，Scotti A，et al.Combination of natural killer cell–based immunotherapy and irreversible electroporation for the treatment of hepatocellular carcinoma.Annals of translational medicine.2021；9（13）：1089.

208.肖越勇，张肖，张金山.积极稳妥地开展纳米刀肿瘤消融新技术.中国介入影像与治疗学，2015，12（5）：2.

209.Chen W，Zheng R，Baade PD，et al.Cancer statistics in China，2015.a cancer journal for clinicians.2016；66（2）：115-132.

210.Diehl SJ，Rathmann N，Kostrzewa M，et al.Irreversible Electroporation for Surgical Renal Masses in Solitary Kidneys：Short-Term Interventional and Functional Outcome.Journal of vascular and interventional radiology.2016；27（9）：1407-1413.

211.Trimmer CK，Khosla A，Morgan M，et al.Minimally Invasive Percutaneous Treatment of Small Renal Tumors with Irreversible Electroporation：A Single-Center Experience.Journal of vascular and interventional radiology.2015；26（10）：1465-1471.

212.Wendler JJ，Pech M，Fischbach F，et al.Initial Assessment of the Efficacy of Irreversible Electroporation in the Focal Treatment of Localized Renal Cell Carcinoma With Delayed-interval Kidney Tumor Resection（Irreversible Electroporation of Kidney Tumors Before

Partial Nephrectomy [IRENE] Trial —An Ablate—and—Resect Pilot Study）.Urology.2018；114：224-232.

213.Wah TM.Image—guided ablation of renal cell carcinoma. Clinical Radiology.2017；72（8）：636-644.

214.Wei Y，Xiao Y，Wang Z，et al.Chinese expert consensus of image—guided irreversible electroporation for pancreatic cancer.Journal of cancer research and therapeutics.2021；17（3）：613-618.

215.Chen X，Yi B，Liu Z，et al.Global，regional and national burden of pancreatic cancer，1990 to 2017：Results from the Global Burden of Disease Study 2017. Pancreatology.2020；20（3）：462-469.

216.Sung H，Ferlay J，Siegel RL，et al.Global Cancer Statistics 2020：GLOBOCAN Estimates of Incidence and Mortality Worldwide for 36 Cancers in 185 Countries.a cancer journal for clinicians.2021；71（3）：209-249.

217. Mizrahi JD，Surana R，Valle JW，et al. Pancreatic cancer.Lancet.2020；395（10242）：2008-2020.

218.Walter FM，Mills K，Mendon a SC，et al.Symptoms and patient factors associated with diagnostic intervals for pancreatic cancer（SYMPTOM pancreatic study）：a prospective cohort study.Lancet Gastroenterol Hepatol.2016；1（4）：298−306.

219.Martin RC，2nd，Kwon D，Chalikonda S，et al.Treatment of 200 locally advanced（stage Ⅲ）pancreatic adenocarcinoma patients with irreversible electroporation：safety and efficacy.Ann Surg.2015；262（3）：486−94；discussion 92−94.

220.Kamarajah SK，Burns WR，Frankel TL，et al.Validation of the American Joint Commission on Cancer（AJCC）8th Edition Staging System for Patients with Pancreatic Adenocarcinoma：A Surveillance，Epidemiology and End Results（SEER）Analysis.Annals of surgical oncology .2017；24（7）：2023−2030.

221.杜鹏，肖越勇，张欣，等.猪肾纳米刀消融后影像和病理分析 .中国介入影像与治疗学 .2015，12（5）：263−266.

222.Dunki−Jacobs EM，Philips P，Martin RC. Evaluation of thermal injury to liver，pancreas and kidney during irreversible electroporation in an in vivo experimental model.The British journal of surgery.2014; 101 （9）: 1113-1121.

223.Garcia PA, Rossmeisl JH, Jr., Neal （RE） et al. A parametric study delineating irreversible electroporation from thermal damage based on a minimally invasive intracranial procedure. Biomedical engineering online.2011; 10: 34.

224.M nsson C, Nilsson A, Karlson BM.Severe complications with irreversible electroporation of the pancreas in the presence of a metallic stent: a warning of a procedure that never should be performed. Acta radiologica short reports.2014; 3 （11）: 2047981614556409.

225. Kim SH, Jeong S, Kang JM, et al. Image-guided stent-directed irreversible electroporation for circumferential ablation in the rat esophagus.Frontiers in bioengineering and biotechnology.2022; 10: 934858.

226.Vroomen L, Petre EN, Cornelis FH, et al.Irreversible electroporation and thermal ablation of tumors in the liver, lung, kidney and bone: What are the differences Diagnostic and interventional imaging.2017; 98 （9）:

609−617.

227.Garnon J，Auloge P，Dalili D，et al.Percutaneous irreversible electroporation of porta hepatis lymph node metastasis. Diagnostic and interventional imaging. 2021；102（1）：53−54.

228.Brucer M.Brachytherapy.Am J Roentgenol Radium Ther-Nucl Med 1958；79：1080−1090.

229.Goldberg SW，London ES.XXIV.Zurfrage der beziehungenzwischen becquerel−strahlen und hautaffectionen. DermatologischeZeischrift，1903，10（5）：457−462.

230.刘亚洲，袁成，施林心，等.放射性粒子植入技术治疗恶性肿瘤进展.中国辐射卫生，2018，27（04）：390−394.

231.Pasteau O，Degrais P.The radium treatment of cancer of the prostate. Arch Roentgen Ray，1914，28（4）：396−410.

232.李沈峪.近距离放疗发展简史.实用肿瘤学杂志，1991（01）：79−80.

233.郑珠玲.疾病、政治与医疗−孙中山癌症诊疗过程研究.上海师范大学，2018.

234. 龚卿. 巴黎系统基础上的剂量优化. 中华放射肿瘤学杂志，1997（01）：53-56.

235. Whitmore WF Jr，Hilaris B，Grabstald H. Retropubic implantation of iodine 125 in the treatment of prostatic cancer.J Urol 1972；108：918-920.

236. Blasko JC，Ragde H，Schumacher D. Transperineal percutaneous Iodine-125 implantation for prostatic carcinoma using transrectal ultrasound and template guidance.Endocurietherapy/Hyperthermia Oncol 1987；3：131-139.

237. Gregoire V，Mackie TR.State of the art on dose prescription，reporting and recording in Intensity-Modulated Radiation Therapy（ICRU report No.83）.Cancer Radiother，2011，15（6-7）：555-559.

238. 彭冉，姜玉良，吉喆，等.放射性粒子植入的生物有效剂量计算及其临床应用.中华放射医学与防护杂志，2017，37（7）：522-528.

239. 张福君，吴沛宏，顾仰葵，等.CT导向下125I粒子植入治疗肺转移瘤.中华放射学杂志，2004，38（9）：906-909.

240. 柳晨，王俊杰，孟娜，等.CT引导下放射性125I粒子置入治疗脊柱转移性肿瘤的价值.中国脊柱脊髓杂志，2011，21（3）：226-229.

241. Wang Y，Lu J，Guo JH，et al.Novel Tracheobronchial Stent Loaded with 125 I Seeds in Patients with Malignant Airway Obstruction Compared to a Conventional Stent：A ProspectiveRandomized Controlled Study. EBioMedicine，2018，33：269-275.

242. Wang W，Li P，Wang Y，et al.Percutaneous stenting and chemotherapy for unresectable pancreatic cancer：Comparison of irradiation stents vs conventional metal stents.Pancreatology.2019；19（7）：957-962.

243. Zhu HD，Guo JH，Huang M，et al.Irradiationstents vs. conventional metal stents for unresectablemalignant biliary obstruction：A multicenter trial.Journal of Hepatology，2018，68（5）：970-977.

244. Lu J，Guo JH，Zhu HD，et al.Safety andEfficacy of Irradiation Stent Placement for Malignant Portal Vein ThrombusCombined with Transarterial Chemoembolization for Hepatocellular Carcinoma：A Single Center Ex-

perience.J VascIntervRadiol，2017，28（6）：786–794.

245.Zhu HD，Guo JH，Mao AW，et al.Conventionalstents versus stents loaded with（125）iodine seeds for the treatment ofunresectableoesophageal cancer：a multi-centre，randomised phase 3 trial.Lancet Oncol，2014，15（6）：612–619.

246.张福君.放射性粒子治疗的发展之路.中华医学杂志，2019，99（47）：3681–3682.

247.张宏涛，刘士锋，王从晓，等.关于125I放射性粒子放射物理学等问题的思考.医学影像学杂志，2022，32（3）：530–534.

248.Wang J，Chai S，Wang R，et al.Expert consensus on computed tomography–assisted three–dimensional-printed coplanar template guidance for interstitial per-manent radioactive 125I seed implantation therapy. J Cancer Res Ther.2019；15（7）：1430 –1434.

249.Xie S，Wu Z，Zhou L，et al.Iodine–125 seed implan-tation and allogenic natural killer cell immunotherapy for hepatocellular carcinoma after liver transplantation：

a case report. Onco Targets Ther. 2018; 11: 7345–7352.

250. Yang M, Fang Z, Yan Z, et al. Transarterial chemoembolisation (TACE) combined with endovascular implantation of an iodine-125 seed strand for the treatment of hepatocellular carcinoma with portal vein tumour thrombosis versus TACE alone: a two-arm, randomised clinical trial. J Cancer Res Clin Oncol. Feb 2014; 140 (2): 211-219.

251. Zhang ZH, Zhang W, Gu JY, et al. Treatment of Hepatocellular Carcinoma with Tumor Thrombus with the Use of Iodine-125 Seed Strand Implantation and Transarterial Chemoembolization: A Propensity-Score Analysis. J Vasc Interv Radiol. 08 2018; 29 (8): 1085-1093.

252. Zhang F, Zheng L, Li D, et al. To explore the curative effect of CT-guided Iodine-125 radioactive seed implantation in the treatment of stage IV primary hepatocellular carcinoma. J Interv Med. May 2021; 4 (2): 82-86.

253. Yuan Q, Ma Y, Wu L, et al. Clinical Outcome of CT-Guided Iodine-125 Radioactive Seed Implantation for Intrahepatic Recurrent Hepatocellular Carcinoma: A Retrospective, Multicenter Study. Front Oncol. 2022; 12: 819934.

254. Chen L, Kan X, Sun T, et al. Transarterial chemoembolization combined with iodine 125 seeds versus transarterial chemoembolization combined with radiofrequency ablation in the treatment of early- and intermediate-stage hepatocellular carcinoma. BMC Gastroenterol. 29 2020; 20 (1): 205.

255. Chen L, Sun T, Kan X, et al. Transarterial chemoembolization combined with iodine-125 seed implantation for patients with hepatocellular carcinoma: a retrospective controlled study. J Int Med Res. 2020; 48 (10): 300060520944309.

256. Yan L, Chen L, Qian K, et al. Caudate Lobe Hepatocellular Carcinoma Treated with Sequential Transarterial Chemoembolization and Iodine 125 Seeds Implantation: A Single-Center Retrospective Study. Cancer

Manag Res.2021；13：3901-3912.

257.Ren Y，Dong X，Chen L，et al.Combined Ultrasound and CT-Guided Iodine-125 Seeds Implantation for Treatment of Residual Hepatocellular Carcinoma Located at Complex Sites After Transcatheter Arterial Chemoembolization.Front Oncol.2021；11：582544.

258.Li J，Zhang L，Sun Z，et al.Iodine-125 seed implantation for residual hepatocellular carcinoma or cholangiocellular carcinoma in challenging locations after transcatheter arterial chemoembolization：Initial experience and findings. J Contemp Brachytherapy. Jun 2020；12（3）：233-240.

259.中华医学会放射肿瘤治疗学分会，中国医师学会粒子植入专家委员会，北京医学会放射肿瘤治疗学分会-中国北方粒子治疗多中心协作组（CNRBG）.3D打印非共面坐标模板辅助CT引导放射性（125）I粒子植入治疗头颈部肿瘤专家共识.中华医学杂志，2018，98（15）：1143-1147.

260.Jiang Y，Zhen P，Dai J，et al.Long-Term Safety and Efficacy of CT-Guided I125 Radioactive Seed Implantation as a Salvage Therapy for Recurrent Head and Neck Squamous Carcinoma: A Multicenter Retrospective Study.Front Oncol.20211；11：645077.

261. Ji Z，Jiang Y，Tian S，et al.The Effectiveness and Prognostic Factors of CT-Guided Radioactive I-125 Seed Implantation for the Treatment of Recurrent Head and Neck Cancer After External Beam Radiation Therapy.Int J Radiat Oncol Biol Phys 2019 103（3）：638-645.

262. Chen Y，Jiang Y，Ji Z，et al.Effificacy and Safety of CTGuided（125）I Seed Implantation as a Salvage Treatment for Locally Recurrent Head and Neck Soft Tissue Sarcoma After Surgery and External Beam Radiotherapy：A 12-Year Study at a Single Institution. Brachytherapy 2020 19（1）：81-89.

263. Jiang Y，Ji Z，Guo F，et al.Side Effects of CT-Guided Implantation of（125）I Seeds for Recurrent Malignant Tumors of the Head and Neck Assisted by 3D Printing non Co-Planar Template.Radiat Oncol 2018 13（1）：18.

264.Jiang P，Wang J，Ran W，et al.Five-Year Outcome of Ultrasound - Guided Interstitial Permanent （125）I Seeds Implantation for Local Head and Neck Recurrent Tumors：A Single Center Retrospective Study.J ContempBrachyther（2019）11（1）：28-34.

265.吉喆，姜玉良，郭福新，等.3D打印个体化非共面模板辅助放射性粒子植入治疗恶性肿瘤的剂量学验证.中华放射医学与防护杂志，2016，36（9）：662.666.

266.刘树铭，张建国，黄明伟，等.个体化模板辅助颅底区永久性组织间近距离治疗的可行性研究.中华放射医学与防护杂志，2013，33（1）：4245.

267.玉良，吉酷，郭福新，等.CT引导3D打印非共面模板辅助125I粒子治疗头颈部复发转移癌不良反应研究.中华放射医学与防护杂志，2017，37（7）：495499.

268.中国抗癌协会肿瘤微创治疗委员会粒子治疗分会，中国医药教育协会介入微创治疗专业委员会，中国医师协会介入分会放射性粒子治疗专家委员会.放射性粒子治疗脑胶质瘤专家共识.中华内科杂志，

2022，61（8）：867-873.

269.张利娟，张宏涛，王泽阳，等.术中实时计划对腹膜后转移癌125I粒子治疗的剂量学优势.介入放射学杂志，2017，26（11）：1011-1014.

270.金龙，邹英华.梗阻性黄疸经皮肝穿刺胆道引流及支架植入术专家共识（2018）.中国介入影像与治疗学，2019，16（1）：2-7.

271.梁松年，苏洪英，冯博，等.恶性梗阻性黄疸介入治疗后近期并发症的分析和处理.介入放射学杂志，2012，21（11）：927-930.

272.刘昌，张靖垚.腹腔感染诊治新理念：共识与争议.中国实用外科杂志，2019，39（6）：538-541.

273.中华医学会外科学分会，中国研究型医院学会感染性疾病循证与转化专业委员会，中华外科杂志编辑部.外科常见腹腔感染多学科诊治专家共识.中华外科杂志，2021，59（3）：161-178.

274.Taussky D，Moumdjian C，Larouche R，et al.Seed migration in prostate brachytherapy depends on experience and technique.Brachytherapy，2012，11：452-456.

275. Kono Y，Kubota K，Amga T，et al. Swelling of the prostate gland by permanent brachytherapy may affect seed migration. Jpn J Clin Oncol，2010，40：1159-1165.

276. 刘晓丽，张宏涛，王泽阳，等.125I粒子游走的研究现状.介入放射学杂志，2019，28（6）：595-598.

277. 王娟，公维宏，范会革，等.放射性粒子植入术针道医源性肿瘤种植转移的临床观察.中华放射肿瘤学杂志，2007，16（4）：253-254.

278. 王娟，梁岩松，张宏涛.活度对腹盆腔肿瘤125I粒子局部治疗剂量学影响探讨.中华医学杂志，2020，100（41）：3204-3206.

279. 中华医学会放射肿瘤治疗学分会，中国医师学会放射治疗专业委员会，中国研究型医院放射治疗专业委员会，等.3D打印共面模板辅助CT引导放射性125I粒子植入治疗专家共识.中华医学杂志，2018，98（35）：2815-2818.

280. Di X，Liang Y，Yu H，et al.125I brachytherapy seeds implantation for an inoperable large retroperitoneal leio-myosarcoma. J Cancer Res Ther. 2020；16（2）：397-

400.

281.王娟，张宏涛，于慧敏.放射性粒子植入治疗技术动态剂量验证的意义.中华医学杂志，2018，98（23）：1810-1812.

282.中国抗癌协会肿瘤微创治疗委员会粒子治疗分会，中国医药教育协会介入微创治疗专业委员会，中国医师协会介入分会放射性粒子治疗专家委员会.放射性粒子治疗颅内肿瘤标准化流程专家共识.中华医学杂志，2019，99（47）：3683-3686.

283.Liu S，Wang H，Wang C，et al.Dosimetry verification of 3D-printed individual template based on CT-MRI fusion for radioactive（125）I seed implantation in recurrent high -grade gliomas. J Contemp Brachytherapy，2019，11（3）：235-242.

284. Wernicke AG，Taube S，Smith AW，et al.Cs-131 brachytherapy for patients with recurrent glioblastoma combined with bevacizumab avoids radiation necrosis while maintaining local control.Brachytherapy，2020，19（5）：705-712.

285.Liu SF，Lu J，Wang H，et al.Computed tomographymagnetic resonance imaging fusion-guided iodine-125 seed implantation for single malignant brain tumor: Feasibility and safety.J Cancer Res Ther, 2019, 15 (4): 818-824.

286.Liu S, Wang H, Wang C, et al.Intra-operative 3D hologram support with mixed reality technique based on CT-MRI fusion images: operation guidance for brain brachytherapy.J Contemp Brachytherapy, 2021, 13 (2): 205-210.

287.He X, Liu M, Zhang M, et al.A novel three-dimensional template combined with MR-guided (125) I brachytherapy for recurrent glioblastoma.Radiat Oncol, 2020, 15 (1): 146.

288.Hadi I, Reitz D, Bodensohn R, et al.Radiation necrosis after a combination of external beam radiotherapy and iodine-125 brachytherapy in gliomas.Radiat Oncol, 2021, 16 (1): 40.

289.Hughes KL, O'Neal CM, Andrews BJ, et al.A systematic review of the utility of amino acid PET in assessing treatment response to bevacizumab in recurrent high-grade glioma.Neurooncol Adv, 2021, 3 (1): vd-ab003.

290.Li Y, Ali S, Clarke J, et al.Bevacizumab in recurrent glioma: patterns of treatment failure and implications. Brain Tumor Res Treat, 2017, 5 (1): 1-9.

291.张福君，吴沛宏，卢鸣剑，等.125I粒子组织间置入治疗骨转移瘤.中华放射学杂志，2007，41（1）：76-78.

292.黄海，李福生，王亮，等.CT引导下125Ⅰ放射粒子植入治疗脊柱椎体及椎旁溶骨性转移瘤的临床效果.中华肿瘤杂志，2017，39（3）：220-224.

293.王体颖，杨祚璋，陈家会，等.经皮椎体成形联合125I粒子植入术治疗胸椎转移瘤合并椎体后缘缺损患者的疗效和安全性.中华肿瘤杂志，2020，42（12）：1056-1062

294.李洪均，刘娜，张建萍，等.3D打印模板联合CT引导125I粒子植入治疗骨转移癌术前术后剂量学评价.中华放射医学与防护杂志，2021，41（10）：735-740.

295.Mo Z, Zhang T, Zhang Y, et al.Feasibility and clinical value of CT-guided 125I brachytherapy for metastatic soft tissue sarcoma after first-line chemotherapy failure.EurRadiol.2018；28（3）：1194-1203.

296.Peng B，He SC，Zhu HD，et al.Analysis of the effect of percutaneous vertebroplasty combined with （125）I seed implantation in the treatment of spinal metastatic epidural spinal cord compression.Zhonghua Yi Xue Za Zhi.2020；100（37）：2940-2946.

297.Yao Y，Li Z，Jiao D，et al.Palliative local treatment of bone metastases by 125I seed brachytherapy under DynaCT guidance：single-center experience. DiagnIntervRadiol.2021；27（4）：558-563.

298.He J，Mai Q，Yang F，et al.Feasibility and Clinical Value of CT-Guided 125I Brachytherapy for Pain Palliation in Patients With Breast Cancer and Bone Metastases After External Beam Radiotherapy Failure.Front Oncol.2021；11：627158.

299.Sharma R，Sagoo NS，Haider AS，et al.Iodine-125 radioactive seed brachytherapy as a treatment for spine and bone metastases：A systematic review and meta-analysis.Surg Oncol.2021；38：101618.

300.李云，左文述，陈鹏，等.放射性粒子定位引导在乳腺隐匿性病变保留乳房治疗临床应用.中华肿瘤防治杂志，2020，27（9）：725-729.

301.高雅，张杰，刘树铭，等.125I粒子近距离治疗在局部晚期腮腺腺样囊性癌的应用.中华放射医学与防护杂志，2021，41（1）：9-13.

302.Qin Y，Zhu LH，Zhao W，et al.Review of Radiomics-and Dosiomics-based Predicting Models for Rectal Cancer.Front Oncol.2022；12：913683.

303.江萍，吉喆，姜玉良，等.导航辅助CT引导放射性粒子治疗盆腔复发恶性肿瘤剂量学研究.中华放射医学与防护杂志，2021，41（1）：50-55.

304.Guo JH，Teng GJ，Zhu GY，et al.Self-expandable esophageal stent loaded with 125I seeds：initial experience in patients with advanced esophageal cancer.Radiology.2008；247（2）：574-581.

305.Zhu HD，Guo JH，Zhu GY，et al.A novel biliary stent loaded with（125）I seeds in patients with malignant biliary obstruction：preliminary results versus a conventional biliary stent. J Hepatol. 2012；56（5）：1104-1111.

306. 王永华，吴庭苗.经导管肝动脉化疗栓塞术联合125I放射性粒子治疗肝癌的临床应用现状及进展.中华核医学与分子影像杂志，2019，39（2）：112-115.

307. 焦德超，韩新巍，王俊杰，等.125I放射性粒子链腔内近距离放疗输尿管癌的初步经验.中华放射医学与防护杂志，2017，37（7）：508-513.

308. 中国医师协会放射性粒子植入技术专家委员会，中国抗癌协会肿瘤微创治疗专业委员会粒子治疗分会.放射性125I粒子植入治疗胰腺癌中国专家共识（2017年版）.临床肝胆病杂志，2018，34（4）：716-723.